新刊書

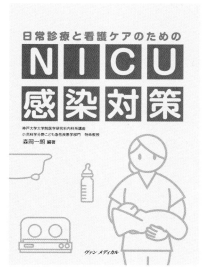

●●● 項 目 ●●●●●●●●●●●●●●●●●●●●●

1. NICU と感染対策
2. NICU の常識
3. 感染対策の常識
4. NICU の器具・器材と感染対策
5. NICU のケアと感染対策
6. NICU の環境整備
7. NICU の MRSA 感染対策
8. NICU の抗菌薬適正使用
9. 面会時の感染対策
10. 転入院時の感染対策
11. アウトブレイクの対応法

日常診療と看護ケアのための
NICU 感染対策

2018年2月刊行

神戸大学大学院医学研究科内科系講座
小児科学分野こども急性疾患学部門　特命教授

森岡一朗 編著

B5判124頁（2色刷り）　本体2,600円＋税

ISBN 978-4-86092-130-9

- 新生児集中治療室（NICU）の感染対策のすべてがわかる、待望の一冊が登場!
- 基本から実践応用まで、新生児医療と看護における感染対策を完全サポート。
- あなたの現場の「よくある」疑問や問題への答えがここにあります。
- NICUスタッフにも感染対策スタッフにも、医師にも看護師にも役立つ情報が満載です。

＊表紙デザイン・価格・頁数は変更になることがあります。

株式会社 ヴァンメディカル　〒101-0051　東京都千代田区神田神保町 2-40-7 友輪ビル
TEL：03-5276-6521　FAX：03-5276-6525　http://www.vanmedical.co.jp

消化器の臨床
Clinics in Gastroenterology

Grand Rounds
NASH, NAFLD の診断と治療 …………………………………… 徳重克年 …5

特集 クローン病の最新薬物療法

クローン病の診断・薬物療法の原則 …………………………………… 松本主之 …12

クローン病のステロイド治療
　―プレドニゾロン，ブデソニドの使い方 ………………… 藤井俊光・渡辺　守 …19

クローン病の生物学的製剤治療戦略

　ステップアップ療法とトップダウン療法の適応 ………… 佐藤祐邦・松井敏幸 …28

　生物学的製剤の二次無効への対応と治療の進め方
　　　　　　　　　　　　　　　　　　　　………… 本谷　聡・杉山浩平ほか …32

　新薬ウステキヌマブの特徴と使い方 ………………………………… 仲瀬裕志 …39

クローン病の寛解維持薬物療法 ……………………… 新井万里・長沼　誠ほか …43

今後本邦で承認が見込まれるクローン病治療薬の特徴
　　　　　　　　　　　　　　　　　　　　………… 渡辺憲治・藤森絢子ほか …48

CONTENTS

Vol. 21 No. 1 2018

■ CLOSE-UP

炎症性腸疾患に対する非薬物療法

無床診療所におけるGMA療法を用いた潰瘍性大腸炎治療マネジメント
………………………………………………………………………増田　勉・稲次直樹ほか…53

クローン病に対する顆粒球・単球吸着除去療法………………………吉村直樹…60

■ 連　載

■ESDの実際（57）

食道胃接合部早期癌に対するESDの実際…………佐野村洋次・田中信治ほか…67

資料・消化器疾患関連学会開催日程……………………………………………………52
バックナンバー……………………………………………………………………………71
次号予告……………………………………………………………………………………71
投稿規定……………………………………………………………………………………72

※本誌は本年より年4回（2・5・8・11月）発行に移行します。

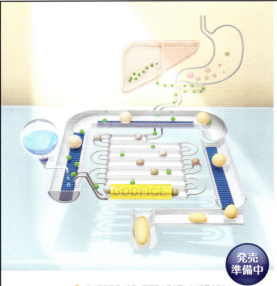

処方箋医薬品：注意－医師等の処方箋により使用すること

胆汁酸トランスポーター阻害剤　薬価基準未収載

グーフィス®錠5mg
GOOFICE®
[エロビキシバット水和物錠]

発売準備中

【禁忌（次の患者には投与しないこと）】
1. 本剤の成分に対し過敏症の既往歴のある患者
2. 腫瘍、ヘルニア等による腸閉塞が確認されている又は疑われる患者［腸閉塞を悪化させるおそれがある。］

【効能又は効果】
慢性便秘症（器質的疾患による便秘を除く）

〈効能又は効果に関連する使用上の注意〉
薬剤性及び症候性の便秘に対する使用経験はない。

【用法及び用量】
通常、成人にはエロビキシバットとして10mgを1日1回食前に経口投与する。なお、症状により適宜増減するが、最高用量は1日15mgとする。

〈用法及び用量に関連する使用上の注意〉
本剤投与中は腹痛や下痢があらわれるおそれがあるので、症状に応じて減量、休薬又は中止を考慮し、本剤を漫然と継続投与しないよう、定期的に本剤の投与継続の必要性を検討すること。

【使用上の注意】
1. 慎重投与（次の患者には慎重に投与すること）
   重篤な肝障害のある患者［胆道閉塞や胆汁酸分泌が低下している患者等では本剤の効果が期待できない場合がある。］

2. 相互作用
   本剤は、P-糖蛋白質の阻害作用を有する（添付文書【薬物動態】の項参照）。

   併用注意（併用に注意すること）
   胆汁酸製剤（ウルソデオキシコール酸、ケノデオキシコール酸）／アルミニウム含有制酸剤（スクラルファート水和物、アルジオキサ等）／コレスチラミン、コレスチミド／ジゴキシン、ダビガトランエテキシラートメタンスルホン酸塩／ミダゾラム

3. 副作用
   承認時までの国内の臨床試験では631例中292例（46.3％）に臨床検査値異常を含む副作用が認められている。主な副作用は腹痛120例（19.0％）、下痢99例（15.7％）であった。

   その他の副作用
   以下のような副作用があらわれた場合には、症状に応じて適切な処置を行うこと。
   肝臓[注1]　1～5％未満：肝機能検査異常（ALT（GPT）増加、AST（GOT）増加）　**精神神経系**　1％未満：頭痛、浮動性めまい　**循環器**　1％未満：ほてり　**消化器**　5％以上：腹痛（19.0％）、下痢（15.7％）、下腹部痛、腹部膨満　1～5％未満：悪心、上腹部痛、腹部不快感、軟便　1％未満：鼓腸、口渇、便意切迫、嘔吐、胃腸音異常、便秘、口内炎　**過敏症**[注2]　1％未満：蕁麻疹、発疹　**血液**　1％未満：好酸球数増加、貧血、ビタミンE増加　**その他**　1～5％未満：CK（CPK）増加　1％未満：月経困難症

   注1）：このような症状については観察を十分に行い、異常が認められた場合には、投与を中止すること。
   注2）：このような症状が発現した場合には、投与を中止すること。

4. 高齢者への投与
   一般に高齢者では生理機能が低下しているので、減量するなど注意すること。

5. 妊婦、産婦、授乳婦等への投与
   (1) 妊婦又は妊娠している可能性のある婦人には治療上の有益性が危険性を上回ると判断される場合のみ投与すること。［動物実験（ラット）で大量経口投与により、母体毒性（1000mg/kg/日）並びに出生児の生存性、成長及び発達に影響（350mg/kg/日以上）がみられた。］
   (2) 授乳中の婦人への投与は避けることが望ましいが、やむを得ず投与する場合は授乳を避けさせること。［^{14}C-エロビキシバットを用いた動物実験（ラット）で、放射能の乳汁中への移行が報告されている。］

6. 小児等への投与
   低出生体重児、新生児、乳児、幼児又は小児に対する安全性は確立していない（使用経験がない）。

7. 適用上の注意
   薬剤交付時：PTP包装の薬剤はPTPシートから取り出して服用するよう指導すること。［PTPシートの誤飲により、硬い鋭角部が食道粘膜へ刺入し、更には穿孔を起こして縦隔洞炎等の重篤な合併症を併発することが報告されている。］

【承認条件】
医薬品リスク管理計画を策定の上、適切に実施すること。

●その他の使用上の注意等については添付文書をご参照ください。

製造販売元

EAファーマ株式会社
東京都中央区入船二丁目1番1号

販売＜資料請求先＞
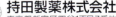
持田製薬株式会社
東京都新宿区四谷1丁目7番地
TEL 0120-189-522（くすり相談窓口）

2018年1月作成（N1）

NASH, NAFLD の診断と治療

徳重克年[*]

Summary

非アルコール性脂肪性肝疾患（NAFLD）は近年増加し，メタボリック症候群の肝病変として注目されている。組織学的に大滴性の肝脂肪変性を基盤にし，病態がほとんど進行しないと考えられる非アルコール性脂肪肝（NAFL）と進行性で肝硬変や肝癌の発症母地にもなる非アルコール性脂肪肝炎（NASH）に分類される。高齢，高度肥満，糖尿病，AST/ALT 比高値，血小板数低値，肝線維化マーカー高値などの所見を呈する脂肪肝ではNASHを疑い肝生検を含めたさらなる精査が必要である。
　NASH の治療は，生活習慣の改善を中心に，状況に応じて，薬物療法を考慮すべきである。

Key Words　NASH／NAFLD

はじめに

　1980年，アルコール性肝障害をきたすほどの飲酒歴がないにもかかわらずアルコール性肝炎に類似した病理所見を呈する一群を認め，非アルコール性脂肪肝炎（NASH：nonalcoholic steatohepatitis）の疾患概念が提唱された[1]。その後様々な議論はあったが，非アルコール性脂肪性肝疾患（NAFLD：nonalcoholic fatty liver disease）でも steatohepatitits そして肝硬変・肝臓癌に進展することが明らかになった。わが国では，2014年に NAFLD/NASH 診療ガイドライン（日本消化器病学会）[2]，2015年に NASH/NAFLD の診療ガイド（日本肝臓学会）[3]が制定され，診断・治療などに関して一定の方向性が示された。

　本項では，現時点におけるわが国における NAFLD/NASH の診断と治療に関して概説する。

---

[*]東京女子医科大学消化器内科　教授

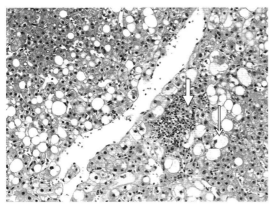 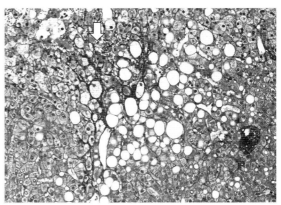

A．HE 染色
脂肪沈着に加え，風船様変性（⇒）と炎症性細胞浸潤（⇨）を認める。

B．アザン・マロリー染色
中心静脈周囲に pericellualr fibrosis を認める。

図1　NASH の典型的肝組織像

NASH 診断

まず NAFLD の定義であるが，ガイドラインでは以下の様に定めている。組織診断あるいは画像診断で脂肪肝を認め，アルコール性肝障害など他の肝疾患を除外した病態である。飲酒量は，エタノール換算で男性30 g/日，女性20 g/日以上の飲酒量でアルコール性肝障害を発症しうるので NAFLD の飲酒量はそれ未満となる。除外すべき肝疾患としては，アルコール性肝疾患，ウイルス性肝炎，自己免疫性肝炎，原発性胆汁性肝硬変，薬剤性肝障害，代謝性肝疾患などである[2,3]。NAFLD の多くは，肥満，糖尿病，脂質異常症，高血圧などを基盤に発症する（図1）。NASH は，脂肪変性，炎症，肝細胞障害（風船様変性）が特徴である[2,3]。図1に典型的 NASH 組織像を提示する。

図2にガイドラインで推奨する NAFLD/NASH 診断のフローチャートを示す。腹部超音波検査などの画像検査で，肝の脂肪沈着を認め，HBs 抗原，HCV 抗体，自己抗体（抗核抗体，抗ミトコンドリア抗体）が陰性であることが first step である。次に飲酒歴を聴取し，非飲酒者は，肝生検で NASH と NAFL に大別される。

肝生検の適応は，NASH 診断において肝生検が gold standard であるが，その適応は現在のところ確立されていない。（1）他の慢性肝疾患との鑑別が困難な場合や，（2）NASH を疑う場合，特に高度線維化を伴っているリスクの高い症例に対しては肝生検を考慮すべきであるとガイドラインでは定めている。また肝線維化の進行した NASH を疑う所見として，①高齢，②高度肥満，③糖尿病，④AST/ALT 比高値，⑤血小板数低値，⑥肝線維化マーカー高値などを取り上げており，これらの所見を呈する脂肪肝では肝生検を含めたさらなる精査が必要である[3]。

NASH の診断において，肝生検による病理診断が gold standard であり，その病理の診断基準は極めて重要である。Matteoni 分類[4]，Brunt の病理学的重症度分類（grading/staging 分類）[5]，NASH Clinical Research Network グループからスコアリングによる病理診断基準（NAS：NAFLD Activity Score）[6]，FLIP アルゴリズムなどが提唱され

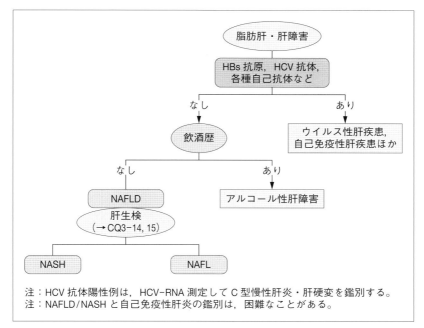

図2　NAFLD/NASH診断フローチャート
(「日本消化器病学会編：NAFLD/NASH診療ガイドライン2014. p. xvii, 2014, 南江堂」より許諾を得て転載)

ている[7]。しかし，脂肪肝全体を肝生検することは不可能であり，さらにその病理診断基準も統一されていない。現状では，風船様変性を認める脂肪肝で，放置すると肝硬変へ進行する可能性がある疾患群をNASHとすべきことに関しては異論がないと考えられる。

NASH診断に関する血液バイオマーカーに関しては，インスリン抵抗性(HOMA-IR)，チオレドキシン，アディポサイトカイン(adiponectin, soluble TNF-receptorなど)，サイトケラチン18断片(CK18 fragment)などがマーカー候補として報告されたが，現時点で確立したものはない(表1)[8〜16]。

画像検査に関しては，FibroScanを用いてNASH線維化の診断が可能となっている[17]。しかし，BMI 28以上だとデータのばらつきが大きく，またうっ血や炎症の影響も完全には否定できないなどの問題点もある。CAP(controlled attenuation parameter)も肝脂肪沈着を測定するのに有用である。さらに今城らは，MRIを用いて肝硬度をmagnetic resonance elastography(MRE)，肝脂肪沈着の程度をMRI-based proton density fat fraction(PDFF)で測定し，FibroScanよりも有効であったことを報告している[18]。MRIなので，医療経済的な問題はあるが，今後の普及が期待される。いずれにしろ，バイオマーカーおよび画像診断の進歩により，NASHの診断には肝生検が必要ない時代がくるものと想定される。

NASHの治療

NAFLDの治療は食事・運動療法，生活習慣の是正を中心とした減量であり，NASHは肝硬変に進展する可能性もあり，積極的な薬物療法も必要である(図3)[2]。

表1 NASH/NAFLDの主な血液マーカー候補

候補	内容	文献
インスリン抵抗性（HOMA-IR）	NASHの鑑別	8
Soluble TNF receptor	線維化マーカー NASHの鑑別	9
チオレドキシン	NASHの鑑別	10
Adiponectin	NASHの鑑別	11
CK18 fragment	NASHの鑑別	12
γ-glutamyl dipeptides	肝脂肪化 NASHの鑑別	13
フコシル化ハプトグロブリン Mac2bpとの組み合わせ	肝細胞風船様変性 NASHの鑑別	14
DHEA-S, Etiocholanolone-S, 16-OH-DHEAS	線維化マーカー	15
FM-NASH FM-fibro index	NASHの鑑別 線維化マーカー	16

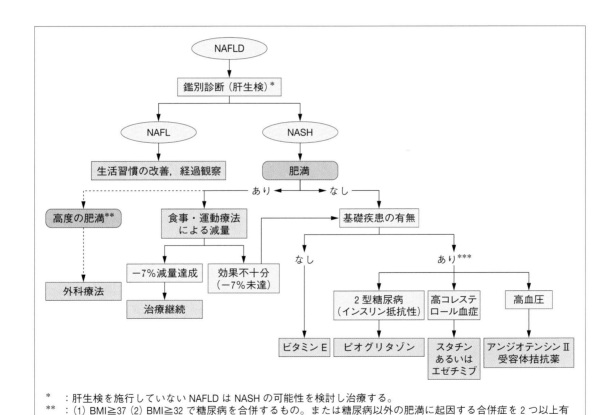

* ：肝生検を施行していないNAFLDはNASHの可能性を検討し治療する。
** ：(1) BMI≧37 (2) BMI≧32で糖尿病を合併するもの。または糖尿病以外の肥満に起因する合併症を2つ以上有する場合。
*** ：基礎疾患それぞれに適応の薬剤にビタミンEを適宜追加する。
注 ：各段階において各々の基礎疾患に準じた治療を適宜追加する。

図3 NAFLD/NASH治療フローチャート
（「日本消化器病学会編：NAFLD/NASH診療ガイドライン2014．p. xviii，2014，南江堂」より許諾を得て転載）

1．生活習慣の是正を中心とした減量

　肝機能および肝組織像を改善するために生活習慣を改善し，減量することが推奨される。7％以上の減量が達成されれば肝組織像が改善することが示唆されている。具体的に食事療法は，エネルギー摂取量の適正化を優先し，栄養素摂取比率では脂質を制限する。標準体重あたり，エネルギー摂取量25〜35 kcal/kg・日，蛋白質摂取量1.0〜1.5 g/kg・日，脂質はエネルギー摂取量の20％以下に制限する。最近，低炭水化物ダイエットが注目される。運動療法は，肝機能，肝脂肪化やインスリン抵抗性の改善に有効である。特に有酸素運動はNAFLDの病態改善効果が期待できる。最近ではレジスタンス運動の有用性も報告されている。

2．薬物療法

　肥満，糖尿病，脂質異常症，高血圧などのメタボリック症候群と関連する合併症が存在する場合には，その合併症に対する薬物療法を行う。

a）抗酸化療法（ビタミンE）

　大規模ランダム化比較試験（RCT）で血液生化学検査と肝組織を改善させることが確認されている。主にメタボリック症候群合併のない患者に投与が考慮されるが，NASH単独での保険適用はない。

b）糖尿病治療薬

　チアゾリジン誘導体はインスリン抵抗性改善作用があり，大規模RCTでは肝線維化を含む組織像の有意な改善が示された。一方，副作用としては心不全，体重増加の報告もある。その他，最近ではSGLT2（sodium glucose transporter）阻害剤，GLP-1受容体作動薬（glucagon-like peptide-1 receptor）が注目される[19]。

c）脂質異常症治療薬

　HMG-CoA還元酵素阻害薬（アトルバスタチン）は，高コレステロール血症を有するNAFLD/NASH患者において有用であるとの報告もあるが，肝組織改善効果についてはエビデンスが十分とは言えない。

d）降圧薬

　アンジオテンシンⅡ受容体拮抗薬（ARB）は，高血圧を合併したNASH患者において肝機能および肝組織の改善を示したとの報告がある。

e）外科的治療

　BMI≧35で糖尿病などの生活習慣病を合併する場合に考慮する。本邦では胃縫縮術（スリーブ手術）が保険適用となっており，保険適用外ではあるが，バイパス手術，胃内留置バルーン療法，腹腔鏡下胃バンディングなどもある。

　その他FXR（farnesoid X receptor）アゴニストなどいくつかの薬剤の治験が国内外で行われている。

おわりに

　脂肪肝のうち，糖尿病または高度肥満があり血小板数のわずかな低下があれば，NASHを疑いさらなる検査を行うべきである。治療に関しては，生活習慣の改善を中心に，状況に応じて，薬物療法を考慮すべきである。

文献

1) Ludwig J, Viggiano TR, McGill DB et al :

1) Ludwig J, Viggiano TR, McGill DB et al: Nonalcoholic steatohepatitis: Mayo Clinic experiences with a hitherto unnamed disease. Mayo Clin Proc 55: 434-438 (1980)
2) 日本消化器病学会：NAFLD/NASH 診療ガイドライン2014. 南江堂, 東京 (2014)
3) 日本肝臓学会：NASH/NAFLD の診療ガイド 2015. 文光堂, 東京 (2015)
4) Matteoni CA, Younossi ZM, Gramlich T et al: Nonalcoholic fatty liver disease: A spectrum of clinical and pathological severity. Gastroenterology 116: 1413-1419 (1999)
5) Brunt EM, Janney CG, Di Bisceglie AM et al: Nonalcoholic steatohepatitis: a proposal for grading and staging the histological lesions. Am J Gastroenterol 94: 2467-2474 (1999)
6) Kleiner DE, Brunt EM, Van Natta M et al: Nonalcoholic Steatohepatitis Clinical Research Network. Related Articles: Design and validation of histological scoring system for nonalcoholic fatty liver disease. Hepatology 41: 1313-1321 (2005)
7) Bedossa P; FLIP Pathology Consortium: Utility and appropriateness of the fatty liver inhibition of progression (FLIP) algorithm and steatosis, activity, and fibrosis (SAF) score in the evaluation of biopsies of nonalcoholic fatty liver disease. Hepatology 60: 565-575 (2014)
8) Chitturi S, Abeygunasekera S, Farrell GC et al: NASH and insulin resistance: Insulin hypersecretion and specific association with the insulin resistance syndrome. Hepatology 35: 373-379 (2002)
9) Tokushige K, Takakura M, Tsuchiya-Matsushita N et al: Influence of TNF gene polymorphisms in Japanese patients with NASH and simple steatosis. J Hepatol 46: 1104-1110 (2007)
10) Sumida Y, Nakashima T, Yoh T et al: Serum thioredoxin levels as a predictor of steatohepatitis in patients with nonalcoholic fatty liver disease. J Hepatol 38: 32-38 (2003)
11) Shimada M, Kawahara H, Ozaki K et al: Usefulness of a combined evaluation of the serum adiponectin level, HOMA-IR, and serum type IV collagen 7S level to predict the early stage of nonalcoholic steatohepatitis. Am J Gastroenterol 102: 1931-1938 (2007)
12) Feldstein AE, Wieckowska A, Lopez AR et al: Cytokeratin-18 fragment levels as noninvasive biomarkers for nonalcoholic steatohepatitis: a multicenter validation study. Hepatology 50: 1072-1078 (2009)
13) Soga T, Sugimoto M, Honma M et al: Serum metabolomics reveals γ-glutamyl dipeptides as biomarkers for discrimination among different forms of liver disease. J Hepatol 55: 896-905 (2011)
14) Kamada Y, Ono M, Hyogo H et al: A novel noninvasive diagnostic method for nonalcoholic steatohepatitis using two glycobiomarkers. Hepatology 62: 1433-1443 (2015)
15) Tokushige K, Hashimoto E, Kodama K et al: Serum metabolomic profile and potential biomarkers for severity of fibrosis in nonalcoholic fatty liver disease. J Gastroenterol 48: 1392-1400 (2013)
16) Yoshimura K, Okanoue T, Ebise H et al: Identification of novel noninvasive markers for diagnosing nonalcoholic steatohepatitis and related fibrosis by data mining. Hepatology 63: 462-473 (2016)
17) Yoneda M, Suzuki K, Kato S et al: Nonalcoholic fatty liver disease: US-based acoustic radiation force impulse elastography. Radiology 256: 640-647 (2010)
18) Imajo K, Kessoku T, Honda Y et al: Magnetic Resonance Imaging More Accurately Classifies Steatosis and Fibrosis in Patients With Nonalcoholic Fatty Liver Disease Than Transient Elastography. Gastroenterology 150: 626-637 (2016)
19) Sumida Y, Seko Y, Yoneda M; Japan Study Group of NAFLD (JSG-NAFLD): Novel antidiabetic medications for non-alcoholic fatty liver disease with type 2 diabetes mellitus. Hepatol Res 47: 266-280 (2017)

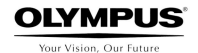
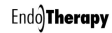

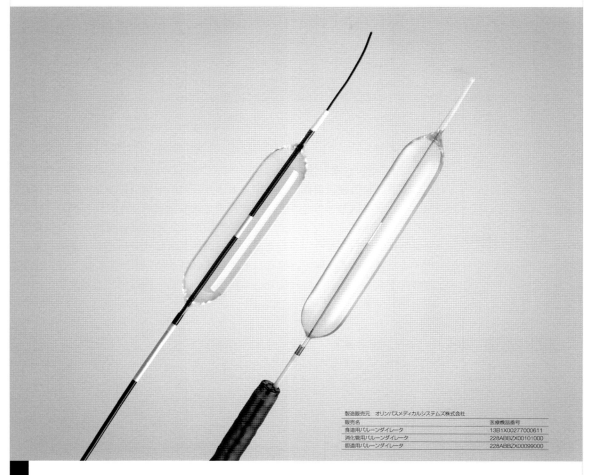

販売名	医療機器番号
食道用バルーンダイレータ	13B1X00277000611
消化管用バルーンダイレータ	228ABBZX00101000
胆道用バルーンダイレータ	228ABBZX00099000

製造販売元　オリンパスメディカルシステムズ株式会社

内視鏡画像での位置確認をサポートする
バルーンダイレータ

食道用バルーンダイレータ
消化管用バルーンダイレータ
胆道用バルーンダイレータ

EZDilate

オリンパス株式会社

www.olympus.co.jp

F549U

特集：クローン病の最新薬物療法

クローン病の診断・薬物療法の原則

松本主之*

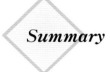

クローン病の診断と治療の原則について概説した。本症の診断では，主病変である腸管の縦走潰瘍と敷石像，および非乾酪性類上皮細胞肉芽腫を確認することが必須である。さらに，上部消化管の微細病変や肛門部病変を観察することも重要である。一方，本症の治療では，重症度と全身および消化管合併症に留意しながら，早期寛解導入と長期寛解維持を目指して治療法を選択する必要がある。薬物治療として，現時点では免疫調節薬と抗TNFα抗体が有効であり，これらを単独ないし併用しながら粘膜治癒を目指すことが治療の原則である。

Key Words クローン病／診断／治療／生物学的製剤

はじめに

クローン病（CD）は若年期に発症し，寛解と再燃を繰り返しながら，経過する原因不明の難治性疾患である。従来，北欧や北米に好発する疾患と考えられてきたが，近年本邦でも有病率が増加し，有病者数が4万人を超える疾患となっている。

CDの診断と治療に関しては，全世界で種々のガイドラインが報告されている。一方，本邦では，厚生労働省難治性炎症性腸管障害調査研究班（以下IBD調査研究班）によって診断基準と治療指針が明確となっている[1,2]。そこで，本稿では，これらの診断基準と治療指針を中心に，CDの診断と治療の原則について概説する。

CDの診断

1．診断の原則

CDの診断の原則は，詳細な病歴聴取と，肛門部所見や皮膚所見を含む理学的所見を確認し，腸病変を評価することである。若年者における慢性的な腹痛，下痢，発熱，体重減

*岩手医科大学消化器内科消化管分野 教授

表1 クローン病診断基準（案）

```
(1) 主要所見
    A. 縦走潰瘍
    B. 敷石像
    C. 非乾酪性類上皮細胞肉芽腫
(2) 副所見
    a. 消化管の広範囲に認める不整形～類円形潰瘍またはアフタ
    b. 特徴的な肛門病変
    c. 特徴的な胃・十二指腸所見

確診例：[1] 主要所見のAまたはBを有するもの。
        [2] 主要所見のCと副所見のaまたはbを有するもの。
        [3] 副所見のa, b, cすべてを有するもの。
疑診例：[1] 主要所見のCと副所見のcを有するもの。
        [2] 主要所見のAまたはBを有するが潰瘍性大腸炎や腸管型ベー
            チェット病，単純性潰瘍，虚血性腸炎と鑑別ができないもの。
        [3] 主要所見のCのみを有するもの。
        [4] 副所見のいずれか2つまたは1つのみを有するもの。
```

（文献1より引用）

少と難治性痔瘻がCD診断に重要な徴候である。加えて，再発性口腔内アフタ，関節炎，結節性紅斑や壊疽性膿皮症などの皮膚症状も診断の契機となる。一方，一般的臨床検査成績は炎症反応や貧血の有無と栄養状態の評価に必要であるが，CDに特異的なマーカーは存在しない。糞便培養などの細菌学的検査や血清学的検査で，結核菌を含む腸管感染症を否定することは治療の面からも必須である。

CDの診断では，消化管X線・内視鏡検査と生検ないし外科的切除標本の病理学的検索が必須である。本邦CDにおける大腸の罹患率は約60％程度，小腸は80％程度であり，初回診断時には全消化管を評価すべきである。大腸病変は，大腸内視鏡検査に適宜注腸X線検査やCTコロノグラフィーを併用する。一方，小腸病変の評価法として小腸X線検査，バルーン内視鏡，カプセル内視鏡，CT・MRエンテログラフィー（CTE, MRE）など種々の検査法が用いられるようになった。ただし，欧米のガイドラインでは，放射線被曝の点からMREが推奨されているが，本邦では未だ施設間で一定しない。内視鏡検査は粘膜病変の描出に優れるのに対し[3]，CTEを含むX線検査やMREは腸管壁の性状診断に優れ瘻孔や膿瘍などの合併症も評価できる[4]。このように，小腸病変に関しては，病態と各検査法の特徴を熟知して評価を進める必要がある。

CDでは全消化管に微細病変が認められ，診断契機となることがある。なかでも，上部消化管内視鏡検査を用いると，胃噴門部や十二指腸に竹の節様外観，ノッチ様陥凹，アフタ様病変，粗造粘膜などが観察される[5]。したがって，上部内視鏡検査もCD診断に必須といえる。

2．本邦の診断基準

本邦CDの診断基準（案）を**表1**に示す[1]。この診断基準は，CDの消化管病変を主要所見と副所見に分けて列記し，判定基準を明記したものである。

主要所見の縦走潰瘍は，腸間膜付着側に好発し，長軸方向に5cm以上に及ぶ潰瘍と定義される。一方，非乾酪性類上皮細胞肉芽腫の陽性率は，標本採取法や連続切片作成の有無，病理医の経験などで大きく異なる。事実，

CD確診例の87％に縦走潰瘍ないし敷石像で診断に至り肉芽腫の陽性率は低いとする報告がある[6]。したがって，CDが強く疑われる場合には，消化管を専門とする病理医にコンサルトすることが肝要である。

副所見のうち，「消化管の広範囲に認める不整形〜類円形潰瘍またはアフタ」は非特異的であり，他疾患でも認められる所見である。したがって，判定に際しては結核菌を含む腸管感染症，腸管ベーチェット病，単純性潰瘍，非ステロイド性抗炎症薬（NSAIDs）潰瘍を除外すべきことが付記されている。ただし，微細病変を副所見とすることで，軽症CDの診断と早期治療介入が可能となる。一方，肛門部病変は微細病変よりも遅れて診断基準に加えられた項目であり，CD初回診断例において痔瘻，皮垂，裂肛などの肛門部病変陽性率が極めて高いことが根拠となっている[7]。したがって，CD疑診例では，肛門病専門医による肛門病変の評価が必須である。なお，前述した上部消化管病変も副所見に加えられている。

CDの治療

1．治療の原則

本邦CDの治療指針（案）[2]を表2に示す。内科治療の基本は栄養療法と薬物療法であり，重症度により単独ないし併用で寛解導入および寛解維持を目指す。本症の長期治療においては，肛門部病変や腸管合併症，および術後再発予防など種々の状況に対して適切に対応する必要もある。

薬物療法の中心は5アミノサリチル酸（5-ASA），アザチオプリンに代表されるチオプリン系免疫調節薬（以下チオプリン），副腎皮質ステロイド（以下ステロイド），および抗TNFα抗体を中心とした生物学的製剤である。5-ASAから抗TNFα抗体療法へ順次治療を強化するステップ・アップ療法が基本であるが，第一選択薬として抗TNFα抗体を使用するトップ・ダウン療法の有効性も確認されており（図1）[8]，患者毎に治療反応性を予測した治療法選択が重要となる。

成分栄養剤や消化態栄養剤による経腸栄養療法は，本邦のCD治療において中心的な治療法であった。生物学的製剤の登場によりその位置付けは低下したが，近年抗TNFα抗体療法との併用により二次無効回避効果を有することが報告され[9]，再び注目されつつある治療法である。

2．チオプリン

代謝産物のチオグアニンが核内でDNAの複製を抑制し，主にリンパ球を抑制する薬剤である。アザチオプリンと6メルカプトプリンが相当し，単独投与でもCDに対して治療効果を発揮する。加えて，抗TNFα抗体と併用することにより抗薬物抗体産生抑制を介した二次無効回避効果を有している[10]。

東洋人のチオプリンの代謝は西洋人よりも遅いため，少量でも副作用出現率が高いとされている。したがって，治療開始時は少量から漸増し，有害事象（白血球減少，脱毛，肝障害，急性膵炎など）を頻回にモニターする必要がある。最近，チオプリンによる高度の骨髄抑制に関連する遺伝的要因として，*NUDT15*の変異が同定されている[11]。薬剤関連遺伝子として臨床応用が期待される。

3．生物学的製剤

1990年代にCDの主たる病態がTNFαの過剰産生にあること，抗TNFα抗体がCDに著効することが示され。本邦では2002年にインフリキシマブ（IFX）が承認された。現

表2 クローン病の治療指針（案）

活動期の治療（病状や受容性により，栄養療法・薬物療法・あるいは両者の組み合わせを行う）		
軽症～中等症	中等症～重症	重症（病勢が重篤，高度な合併症を有する場合）
薬物療法 ・5-ASA 製剤 　ペンタサ®錠 　サラゾピリン®錠（大腸病変） **栄養療法（経腸栄養療法）** 受容性があれば栄養療法 ・成分栄養剤（エレンタール®） ・消化態栄養剤（ツインライン®など） ※効果不十分の場合は中等症～重症に準じる	**薬物療法** ・経口ステロイド（プレドニゾロン） ・抗菌薬（メトロニダゾール，シプロフロキサシンなど） ※ステロイド減量・離脱が困難な場合：アザチオプリン，6-MP ※ステロイド・栄養療法が無効/不耐な場合：インフリキシマブ・アダリムマブ **栄養療法（経腸栄養療法）** ・成分栄養剤（エレンタール®） ・消化態栄養剤（ツインライン®など） **血球成分除去療法の併用** ・顆粒球吸着療法（アダカラム®） ※通常治療で効果不十分・不耐で大腸病変に起因する症状が残る症例に適応	外科治療の適応を検討した上で以下の内科治療を行う **薬物療法** ・ステロイド経口または静注 ・インフリキシマブ・アダリムマブ（通常治療抵抗例） **栄養療法** ・経腸栄養療法 ・絶食の上，完全静脈栄養療法（合併症や重症度が特に高い場合） ※合併症が改善すれば経腸栄養療法へ ※通過障害や膿瘍がない場合はインフリキシマブ・アダリムマブを併用してもよい

寛解維持療法	肛門病変の治療	狭窄/瘻孔の治療	術後の再発予防
薬物療法 ・5-ASA 製剤 　ペンタサ錠® 　サラゾピリン錠®（大腸病変） ・アザチオプリン ・6-MP ・インフリキシマブ・アダリムマブ（インフリキシマブ・アダリムマブにより寛解導入例では選択可） **在宅経腸栄養療法** ・エレンタール®，ツインライン®など ※短腸症候群など，栄養管理困難例では在宅中心静脈栄養法を考慮する	まず外科治療の適応を検討する。 ドレナージやシートン法など 内科的治療を行う場合 ・痔瘻： 　メトロニダゾール，抗菌剤・抗生物質，インフリキシマブ・アダリムマブ ・裂肛，肛門潰瘍： 　腸管病変に準じた内科的治療 ・肛門狭窄：経肛門的拡張術	【狭窄】 ・まず外科治療の適応を検討する。 ・内科的治療により炎症を沈静化し，潰瘍が消失・縮小した時点で，内視鏡的バルーン拡張術 【瘻孔】 ・まず外科治療の適応を検討する。 ・内科的治療（外瘻）としてはインフリキシマブ・アダリムマブ アザチオプリン	寛解維持療法に準ずる薬物療法 ・5-ASA 製剤 　ペンタサ®錠 　サラゾピリン®錠（大腸病変） ・アザチオプリン ・6-MP **栄養療法** ・経腸栄養療法 ※薬物療法との併用も可

（文献2より改変）

時点ではIFXとアダリムマブ（以下ADA）がCDに投与可能である。IFXはキメラ型抗体で点滴静注用製剤であるが，ADAは皮下投与のヒト型抗体である。このためIFXに比較してADAの免疫原性は低く，投与時反応や副作用が少ないとされる。また，IFXではチオプリンとの併用効果が明らかであるのに対し[11]，ADAでは一定しない[12]。いずれの薬剤も寛解導入率は50～80％程度であり，IFXはQOL改善効果や腸管手術回避効果を示唆する報告が集積されている。一方，IFXやADAのバイオシミラーを含む他のTNFα抗体，抗IL-12・IL23抗体，抗インテグリン抗体など種々の生物学的製剤がCDの治療薬と

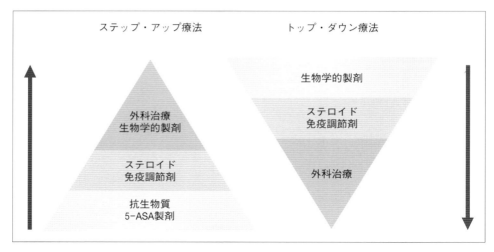

図1　クローン病に対する抗TNFα抗体療法の考え方

して開発され，抗IL-12・IL23抗体のウステキヌマブは2017年に本邦CDの治療薬として承認された。今後CDの治療における位置付けを検証することが急務である。

抗TNFα抗体によるトップ・ダウン療法は，若年発症，高度な肛門部病変合併例，小腸罹患例，高度の消化管病変を有する場合など，消化管合併症が予測される症例が適応と考えられている[13]。さらに，合併症により腸管切除に至った患者や難治性痔瘻症例も抗TNFα療法の適応である。

4．CDにおけるtreat-to-target

最近，欧米ではCDの治療にtreat-to-targetの考え方が導入されている。生物学的製剤を用いた関節リウマチ治療のコンセプトに準じて，CDにおいて良好な長期経過を得るための具体的治療目標を設定する試みである。そのために28名の専門家によるコンセンサス・ミーティングが開催され，STRIDEと呼ばれるCDの治療目標に関するステートメントが作成された[14]。それによれば，臨床症状（腹痛および便通異常）の消失に加えて大腸内視鏡下の粘膜治癒達成がCDの治療目標と

して妥当とのコンセンサスが得られている。しかし，CTE，MRE，超音波検査（US）による小腸病変の評価は治療目標として選択されていない。終末回腸と大腸の粘膜治癒を指標とした前向き研究の結果が待たれるところである。

一方，小腸型CDを対象とした遡及的検討では，CTEないしMRE所見の推移が臨床経過の予測に最も有用であったとの結果が報告されている[15]。小腸病変観察法としてバルーン内視鏡やカプセル内視鏡は極めて有用であるので，これらを用いたCDの治療目標に関する前向きデータを集積し，治療目標を設定することが，今後のCD治療指針設定において急務と思われる。

文　献

1) 厚生労働科学研究費補助金難治性疾患等政策研究事業　難治性炎症性腸管障害に関する調査研究（鈴木班）：平成27年度分担研究報告書別冊．p.430-460
2) 厚生労働科学研究費補助金難治性疾患等政策研究事業　難治性炎症性腸管障害に関する調査研究（鈴木班）：平成28年度分担研究報告書別冊．p.338-361

3) Bourreille A, Ignjatovic A, Aabakken L et al : Role of small-bowel endoscopy in the management of patients with inflammatory bowel disease. An international OMED-ECCO consensus. Endoscopy **41** : 618-637 (2009)

4) Takenaka K, Ohtsuka K, Kitazume Y et al : Comparison of magnetic resonance and balloon enteroscopic examination of the small intestine in patients with Crohn's disease. Gastroenterology **147** : 334-342 (2014)

5) 森山智彦, 松本主之：炎症性腸疾患の上部消化管病変. 日本臨牀 **70** : 249-252 (2012)

6) Hisabe T, Hirai F, Matsui T et al : Evaluation of diagnostic criteria for Crohn's disease in Japan. J Gastroenterol **49** : 93-99 (2014)

7) 二見喜太郎, 東大二郎, 永川祐二ほか：Crohn 病に合併した肛門部病変に対する外科治療. 日本大腸肛門病会誌 **63** : 881-887 (2010)

8) D'Heans G, Baert F, van Assche G et al : Early combined immunosupression or comventional management in patients with newly diagnosed Crohn's disease. An open randomized trial. Lancet **371** : 660-667 (2008)

9) Hirai F, Ishihara H, Yada S et al : Effectiveness of concomitant enteral nutrition therapy and infliximab for maintenance treatment of Crohn's disease in adults. Dig Dis Sci **58** : 1329-1334 (2013)

10) Colombel JF, Sandborn WJ, Reinisch W et al : Infliximab, azathioprine, or combination therapy for Crohn's disease. N Engl J Med **362** : 1383-1395 (2010)

11) Yang SK, Hong M, Baek J et al : A common missense variant in NUDT15 confers susceptibility to thiopurine-induced leukopenia. Nat Genet **46** : 1017-1020 (2014)

12) Matsumoto T, Motoya S, Watanabe K et al : Adalimumab monotherapy and a combination with azathioprine for Crohn's disease. A prospective, randomized trial. J Crohns Colitis **10** : 1259-1266 (2016)

13) Ordás I, Feagan BG, Sandborn WJ : Early use of immunosupressives or TNF antagonists for the treatment of Crohn's disease : time for a change. Gut **60** : 1754-1763 (2011)

14) Peyrin-Biroulet L, Sandborn W, Sands BE et al : Selecting therapeutic targets in inflammatory bowel disease (STRIDE) : Determining therapeutic goals for treat-to-target. Am J Gastroenterol **110** : 1324-1338 (2015)

15) Deepak P, Fletcher JG, Fidler JL et al : Radiological response is associated with better long-term outcomes and is a potential treatment target in patients with small bowel Crohn's disease. Am J Gastroenterol **111** : 997-1006 (2016)

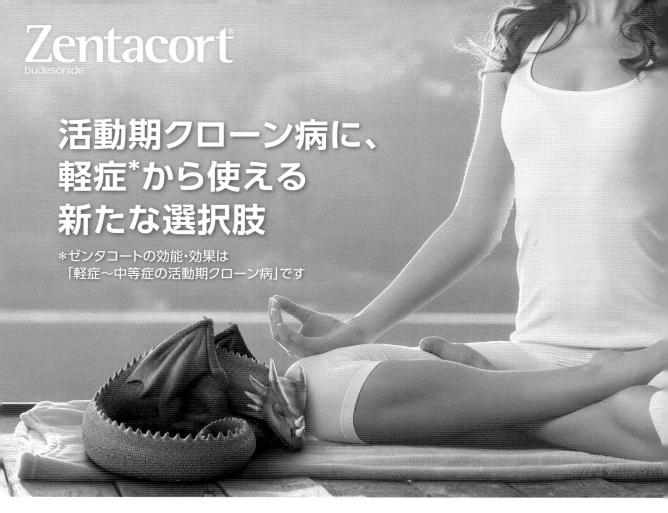

Zentacort
budesonide

活動期クローン病に、軽症*から使える新たな選択肢

*ゼンタコートの効能・効果は「軽症〜中等症の活動期クローン病」です

■ **禁忌（次の患者には投与しないこと）**
1. 本剤の成分に対し過敏症の既往歴のある患者
2. 有効な抗菌剤の存在しない感染症、深在性真菌症の患者〔症状が増悪するおそれがある。〕

効能・効果
軽症から中等症の活動期クローン病

用法・用量
通常、成人にはブデソニドとして9mgを1日1回朝経口投与する。

＜用法・用量に関連する使用上の注意＞
1. 本剤投与中は患者の病態を十分観察し、投与開始8週間を目安に本剤の必要性を検討し、漫然と投与を継続しないこと（「臨床成績」の項参照）。 2. 本剤を中止する場合は、用量を徐々に減量すること（「重要な基本的注意」及び「臨床成績」の項参照）。

使用上の注意
1. 慎重投与（次の患者には慎重に投与すること）
(1)結核性疾患の患者〔症状が増悪するおそれがある。〕(2)感染症の患者〔症状が増悪するおそれがある。〕(3)高血圧症の患者〔症状が増悪するおそれがある。〕(4)糖尿病の患者〔症状が増悪するおそれがある。〕(5)骨粗鬆症の患者〔症状が増悪するおそれがある。〕(6)消化性潰瘍の患者〔症状が増悪するおそれがある。〕(7)緑内障の患者〔症状が増悪するおそれがある。〕(8)後嚢白内障の患者〔症状が増悪するおそれがある。〕(9)重度の肝機能障害のある患者〔本剤は主に肝臓で代謝されるため血中濃度が上昇する可能性がある。〕
2. 重要な基本的注意
(1)本剤の回腸及び上行結腸以外の病変に対する有効性は確立していない（「臨床成績」の項参照）。(2)本剤を長期間投与した場合に、クッシング様症状や副腎皮質機能抑制等の全身作用があらわれることがあるため、漫然と投与せず、本剤を中止する場合には徐々に減量すること。(3)本剤は副腎皮質ステロイドであるため、ストレスに対する視床下部－下垂体－副腎系の反応を減弱させる可能性があるので、事故、手術等の強いストレスが生じた場合には全身作用の強いステロイド剤を投与するなど適切な処置を行うこと。(4)本剤中止時に、筋肉痛、関節痛等の症状があらわれることがある。まれに、疲労、頭痛、悪心、嘔吐等の症状があらわれることがあり、このような症状があらわれた場合には、副腎皮質機能抑制を疑い、必要に応じて一時的に全身作用の強いステロイド剤の投与を行うこと。(5)全身作用の強いステロイド剤から本剤に変更する場合、副腎皮質機能抑制に伴う症状があらわれることがあるので、副腎皮質機能検査の実施を考慮するなど全身作用の強いステロイド剤の減量は慎重に行うこと。(6)全身作用の強いステロイド剤から本剤に変更する場合に、鼻炎、湿疹等のアレルギー症状が顕在化することがあるので、このような症状があらわれた場合には

適切な処置を行うこと。(7)副腎皮質ステロイド剤を服用中の患者が水痘又は麻疹に感染すると、重篤な経過をたどる可能性がある。水痘又は麻疹の既往がないもしくは予防接種を受けたことがない患者においては、水痘又は麻疹への感染を避けるよう注意すること。感染した場合には、直ちに受診するよう指導し、適切な処置を行うこと。(8)副腎皮質ステロイド剤を投与されたB型肝炎ウイルスキャリアの患者において、B型肝炎ウイルスの増殖による肝炎があらわれることがある。本剤の投与期間中及び投与終了後は継続して肝機能検査値や肝炎ウイルスマーカーのモニタリングを行うなど、B型肝炎ウイルス増殖の徴候や症状の発現に注意すること。異常が認められた場合には、本剤の減量を考慮し、抗ウイルス剤を投与するなど適切な処置を行うこと。なお、投与開始前にHBs抗原陰性の患者において、他の副腎皮質ステロイド剤投与後にB型肝炎ウイルスによる肝炎を発症した症例が報告されている。
3. 相互作用
本剤は、主として代謝酵素CYP3A4で代謝される。
併用注意（併用に注意すること）
薬剤名等 CYP3A4阻害剤、イトラコナゾール等、グレープフルーツ、グレープフルーツジュース
4. 副作用
国内で実施されたクローン病患者を対象とした臨床試験において、本剤1日1回9mgを投与された安全性評価対象例82例中14例（17.1%）に副作用（臨床検査値の異常を含む）が認められた。主なものは、ざ瘡（ざ瘡様皮膚炎を含む）2例（2.4%）、便秘2例（2.4%）、肝機能異常（肝機能検査異常を含む）2例（2.4%）であった。（承認時）

承認条件
医薬品リスク管理計画を策定の上、適切に実施すること。

その他の使用上の注意については、製品添付文書をご参照ください。

クローン病治療剤　処方箋医薬品(注)　薬価基準収載

ゼンタコートカプセル3mg
Zentacort® Capsules 3mg　ブデソニド腸溶性顆粒充填カプセル

注）注意 － 医師等の処方箋により使用すること

〔製造販売元〕〒103-8351 東京都中央区日本橋小舟町10-11
ゼリア新薬工業株式会社
〔資料請求先〕お客様相談室 ☎03（3661）0277

2017年12月作成SW

特集：クローン病の最新薬物療法

クローン病のステロイド治療
―プレドニゾロン，ブデソニドの使い方

藤井俊光[*1)]・渡辺　守[*2)]

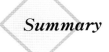

クローン病においてステロイドはキードラッグの一つであるが，寛解導入においては多くの症例で有効であるものの，寛解維持効果はなく長期投与は避けなければならない。ブデソニドは速やかに肝代謝されるため全身への影響は少ないとされるが，主に遠位回腸から右側結腸にデリバリーされる製剤であるため注意が必要である。いずれにおいても別途維持療法が必要である。ステロイドは副作用のモニタリングが必須であり，また他の免疫抑制や化学療法と同様にB型肝炎ウイルスについてもガイドラインに沿った対応が必要である。

Key Words　炎症性腸疾患／クローン病／ステロイド／プレドニゾロン／ブデソニド

クローン病におけるステロイド療法の位置づけ

近年クローン病治療において，抗TNFα抗体製剤をはじめとする分子標的薬が多数開発されており，それまでのstep up療法から，発症早期に強力な治療を導入するtop down療法が予後を改善する可能性が示唆され注目されている（**図1**）[1)]。しかし，全てのケースでtop downを必要とするわけでは決してなく，通常のstep upで粘膜治癒が得られ長期に寛解維持が可能な症例も少なくない。一般的には腸管切除のリスクファクターである，若年発症や肛門病変，広範な小腸病変，多発狭窄，腸管切除の既往などを多数満たす場合にはtop downが望ましいとされるが，リスクファクターの少ないケースではステロイドや免疫調節薬から導入し，早期に効果判定を行い治療強化の必要性を検討するaccelerated step upによってコントロールを行う余地が十分にある。いずれにしても治療の判断においては，様々なモダリティーによる小腸も含めた疾患活動性評価と，治療介入後の活動性モニタリングが重要である。

クローン病において使用されるステロイド

＊東京医科歯科大学消化器内科，潰瘍性大腸炎・クローン病先端治療センター　1）助教，2）教授

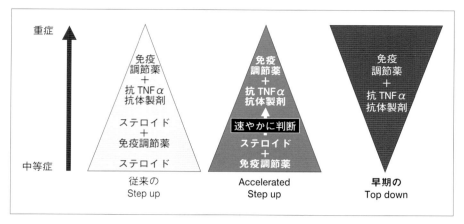

図1　従来の治療戦略と新しい治療戦略

（文献1より作図）

は，主にプレドニゾロンとブデソニドであり，ブデソニドは軽症から中等症を中心に，プレドニゾロンは重症までの症例において使用される（表1）[2]。いずれにおいても後述のようにステロイドでは維持効果は期待できず，使用する際はその後の維持療法についてあらかじめ検討しておく必要がある。

作用機序

副腎皮質ステロイドは拡散にて細胞膜を通過し細胞内で糖質コルチコイドレセプターと結合し核内へ移行する。IL-1，IL-6，TNFαなどの様々な炎症性サイトカインの遺伝子発現を制御したり，NFκBやAP-1の活性を抑制することで炎症反応を抑制する[3]。

プレドニゾロン

軽症から中等症では経口にて30〜40 mg，重症では経口また経静脈的に40 mg程度の投与を行う。いずれの場合も腹腔内膿瘍や肛門周囲膿瘍の合併，外科治療の適応の有無を検討した上で開始する。短期の寛解導入率は50〜60％とされるが[4]，維持効果はなく3ヵ月程度で漸減中止とし5-ASA製剤や免疫調節薬などでの維持療法を行う。ステロイド投与例の1年後の予後は32％が寛解しているものの，38％で手術を要しており[4]，維持療法についてはステロイド開始時からよく検討しておかなければならず，有効例についても次の治療についての説明をしておくべきと考えられる。

ブデソニド

本邦にてクローン病において保険適用があるブデソニドはpH依存的に溶解する腸溶性徐放顆粒のカプセル製剤である。徐放顆粒はpH5.5で溶解するよう設計され，60〜70％のブデソニドが回腸および右側結腸に分布し吸収されるため，同部位の病変を標的としている。より上部の小腸や遠位の結腸でもある程度は分布することがわかっている。バイオアベイラビリティーは10〜15％でプレドニゾロンと比較し全身への影響は非常に低く，腸管から吸収後速やかに肝代謝を受け約85％が失活しその代謝産物には抗炎症作用はほとんどない[5]。海外では自己免疫性肝炎にも使用される。

表1　平成28年度クローン病治療指針（内科）

活動期の治療（病状や受容性により，栄養療法・薬物療法・あるいは両者の組み合わせを行う）

軽症～中等症	中等症～重症	重症（病勢が重篤，高度な合併症を有する場合）
薬物療法 ・ブデソニド ・5-ASA製剤 　ペンタサ®顆粒/錠， 　サラゾピリン錠®（大腸病変） **栄養療法（経腸栄養療法）** 許容性があれば栄養療法 経腸栄養剤としては， ・成分栄養剤（エレンタール®） ・消化態栄養剤（ツインライン®など） を第一選択として用いる ※受容性が低い場合は半消化態栄養剤を用いてもよい ※効果不十分の場合は中等症～重症に準じる	**薬物療法** ・経口ステロイド（プレドニゾロン） ・抗菌薬（メトロニダゾール*，シプロフロキサシンなど*） ※ステロイド減量・離脱が困難な場合： 　アザチオプリン，6-MP* ※ステロイド・栄養療法が無効/不耐な場合： 　インフリキシマブ・アダリムマブ **栄養療法（経腸栄養療法）** ・成分栄養剤（エレンタール®） ・消化態栄養剤（ツインライン®など） を第一選択として用いる ※受容性が低い場合は半消化態栄養剤を用いてもよい **血球成分除去療法の併用** ・顆粒球吸着療法（アダカラム®） ※通常治療で効果不十分・不耐で大腸病変に起因する症状が残る症例に適応	外科治療の適応を検討した上で以下の内科治療を行う **薬物療法** ・ステロイド経口または静注 ・インフリキシマブ・アダリムマブ（通常治療抵抗例） **栄養療法** ・経腸栄養療法 ・絶食の上，完全静脈栄養療法（合併症や重症度が特に高い場合） ※合併症が改善すれば経腸栄養療法へ ※通過障害や膿瘍がない場合はインフリキシマブ・アダリムマブを併用してもよい

寛解維持療法	肛門病変の治療	狭窄/瘻孔の治療	術後の再発予防
薬物療法 ・5-ASA製剤 　ペンタサ®顆粒/錠 　サラゾピリン錠®（大腸病変） ・アザチオプリン ・6-MP* ・インフリキシマブ・アダリムマブ （インフリキシマブ・アダリムマブにより寛解導入例では選択可） **在宅経腸栄養療法** ・エレンタール®，ツインライン®などを第一選択として用いる ※受容性が低い場合は半消化態栄養剤を用いてもよい ※短腸症候群など，栄養管理困難例では在宅中心静脈栄養法を考慮する	まず外科治療の適応を検討する ドレナージやシートン法など 内科的治療を行う場合 ・痔瘻・肛門周囲膿瘍： 　メトロニダゾール*，抗菌剤・抗生物質 　インフリキシマブ・アダリムマブ ・裂肛，肛門潰瘍： 　腸管病変に準じた内科的治療 ・肛門狭窄：経肛門的拡張術	【狭窄】 ・まず外科治療の適応を検討する ・内科的治療により炎症を沈静化し，潰瘍が消失・縮小した時点で，内視鏡的バルーン拡張術 【瘻孔】 ・まず外科治療の適応を検討する ・内科的治療（外瘻）としては 　インフリキシマブ・アダリムマブ 　アザチオプリン	寛解維持療法に準ずる **薬物療法** ・5-ASA製剤 　ペンタサ®顆粒/錠 　サラゾピリン錠®（大腸病変） ・アザチオプリン ・6-MP* **栄養療法** ・経腸栄養療法 ※薬物療法との併用も可

※（治療原則）内科治療への反応性や薬物による副作用あるいは合併症などに注意し，必要に応じて専門家の意見を聞き，外科治療のタイミングなどを誤らないようにする。薬用量や治療の使い分け，小児や外科治療など詳細は本文を参照のこと。

*：現在保険適用には含まれていない

（文献2より引用）

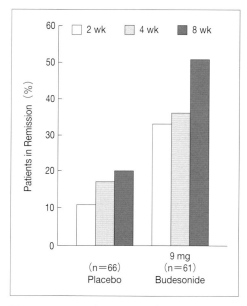

図2　クローン病におけるブデソニドの寛解導入効果

（文献6より抜粋・改変）

1. 投与方法

ブデソニド9mgを8週間投与のうえ漸減し1〜2週で終了するが，国内臨床試験では9mgを8週投与後6mgを1週投与し終了している。漸減方法は様々で，海外報告では漸減なしで終了とするケースもある。

2. 有 効 性

回腸および右側結腸に病変を有するクローン病を対象とした無作為化比較試験では，8週後の寛解導入率51％とプラセボ20％に比し高い有効性を認めた（$p=0.009$）（図2）[6]。また，5-ASA製剤との比較試験では，8週でブデソニドは69％とメサラジン4gの45％に比し高い寛解導入率が示された（$p<0.01$）[7]。なお，同試験では早朝血中コルチゾール値が正常値である率がブデソニド83％，メサラジン67％と両群で差を認めておらず，高い安全性が確認されている。

しかし寛解維持については有効でないことがすでに複数の無作為化比較試験で示されており，プレドニゾロン同様に長期の寛解維持効果はないためブデソニドも8週の投与をめどに漸減中止が必要である。ブデソニド6mg，3mg，プラセボの長期投与における再燃までの中央値はそれぞれ178日，124日，39日で有意に再燃までの期間を延長するものの，1年後の再燃率はそれぞれ61％，70％，68％と有意差はなかった（図3）[8]。5つの無作為化比較試験によるメタアナリシスでもプラセボに比し再燃を抑制できなかった〔リスク比（RR）＝0.93；95％ CI 0.83-1.04〕[9]と報告されている。

また，術後の再燃予防においても，ブデソニド6mgおよび3mg投与ではプラセボに比し再燃率に有意差を認めていない[10]。

ブデソニドとプレドニゾロンの比較

ブデソニドとプレドニゾロンの無作為化比較試験がいくつかなされている。ブデソニド9mgとプレドニゾロン40mgからの漸減投与とでは10週の寛解率は53％，66％で有意差をみとめず（$p=0.12$）（図4）[11]，さらにステロイドに関連した副作用発現率は33％，55％で有意にブデソニドで低い結果であった。また血中コルチゾールの低下率も有意にブデソニドで低く（4週 $p<0.001$，8週 $p=0.02$），全身への影響が少ないことが示されている。6件の無作為化比較試験によるメタアナリシスではプレドニゾロンがブデソニドより寛解導入において優れているという結果であったが（RR＝0.82；95％ CI 0.68-0.98）（図5）[9]，ステロイド関連の副作用発現についてはやはりプレドニゾロンが有意に多かった（RR＝1.64；95％ CI 1.34-2.00）。

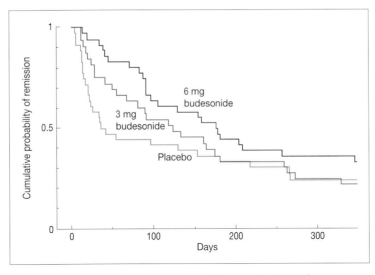

図3　クローン病におけるブデソニドの非再燃率
(文献8より引用)

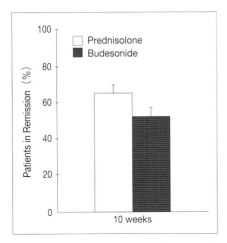

図4　クローン病におけるプレドニゾロンとブデソニドの寛解導入率
(文献11より抜粋・改変)

ステロイド治療の副作用

　ステロイドには多くの副作用が伴い，易感染性，耐糖能異常，脂質代謝異常，緑内障，白内障，骨粗鬆症，大腿骨頭壊死，精神障害，副腎不全，そして満月様顔貌や挫創などの外観上問題など，多くの注意しなければならない点がある。

　易感染性についてはインフリキシマブ (IFX) の安全性評価のために行われたTREAT registryでIFX投与群，非投与群の合計約6,000例を前向きに解析しているが，死亡に関連する因子はプレドニゾロン投与のみが有意となり〔オッズ比 (OR) 2.10, 95% CI 1.15-3.83, p=0.016〕，重篤な感染症の合併についてもIFXは有意ではなくプレドニゾロンが独立した因子となった (OR2.21, 95% CI 1.46-3.34, p＜0.001)[12]。また術後合併症についても免疫調節薬は有意な相関をみとめなかったが，ステロイド治療において術後感染症，特に重篤な術後感染症が有意に上昇していた (術後感染症 OR3.69, 95% CI 1.24-10.97, 重篤な術後感染症 OR5.54, 95% CI 1.12-27.26)[13]。

　骨粗鬆症についてはすでに「ステロイド性骨粗鬆症の管理と治療ガイドライン：2014年改訂版」(図6)[14]があり，プレドニゾロン5 mg以上のステロイドを3ヵ月以上使用する

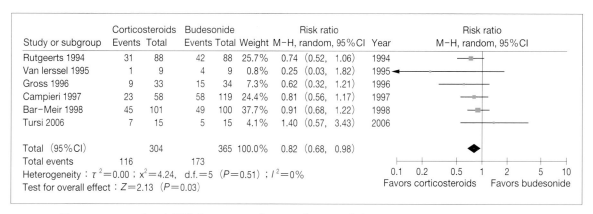

図5 クローン病の寛解導入におけるプレドニゾロンとブデソニドについてのメタアナリシス

（文献9より引用）

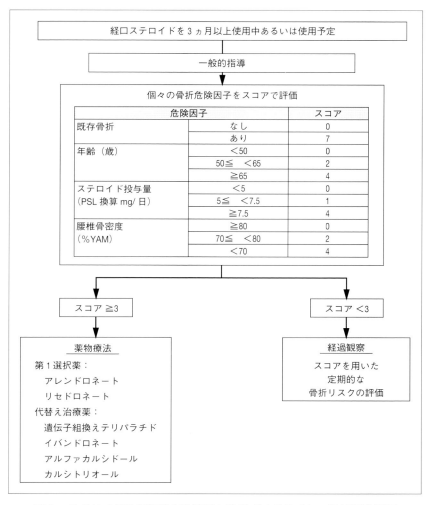

図6 ステロイド性骨粗鬆症の管理と治療ガイドライン：2014年改訂版

（文献14より改変）

場合（予定も含む）はビスフォスフォネートを第一選択に薬物治療を行うべきとされている。ただし，同ガイドラインはリウマチ関連疾患を対象とした研究をエビデンスとして作成されており，炎症性腸疾患に適合するのかは不明であり，また炎症性腸疾患特にクローン病の好発年齢は若年であるため，骨から長期に徐放されるビスフォスフォネートの妊娠出産への影響をよく考慮しなければならない。いずれにしても3ヵ月以内での投与終了が望ましいと言える。

また，他の免疫調節薬同様，HBV再活性化についても対応が必要である。近年登場した強力な免疫抑制・化学療法により，HBVキャリアや既感染例において肝炎の発症が報告され，特に既感染例におけるHBV再活性化による肝炎は通常のB型肝炎より劇症化の頻度が高く，死亡率も高いことを背景に，厚生労働省研究班より2009年に「免疫抑制・化学療法により発症するB型肝炎対策ガイドライン」が作成され以降改訂されている。ステロイドも同ガイドラインの対象薬剤に含まれる。ガイドラインではまずHBs抗原検査によるHBVキャリアの有無を確認し，HBs抗原陽性例は肝臓専門医にコンサルトのうえ核酸アナログの投与を行う。既往感染例ではHBV DNA量を1〜3ヵ月ごとに測定し，20 IU/mL以上になった時点で核酸アナログを開始する。ただし，核酸アナログの投与が劇症化の予防を完全に保障するものではないことに注意が必要である[15]。

おわりに

ブデソニドは軽症〜中等症の回腸から右側結腸に病変のあるクローン病を対象に使用され，重症も含めて対象とするプレドニゾロンよりやや効果が弱い可能性があるが，副作用がより少なく安全性は高い。プレドニゾロン同様寛解維持効果はないが，step up療法での寛解導入に適しており，特に臨床症状の軽い小腸型クローンなどでは良い適応になる可能性がある。また，安全性の観点からは抗TNFα抗体製剤二次無効例での抗体製剤投与前の効果減弱期における使用や，抗TNFα抗体製剤投与例の増悪時の再寛解導入目的での使用など，様々な可能性があるが，今後多数例での前向きの検討が必要である。特徴のある薬剤であり，今後工夫次第で様々なシーンで使用できる可能性がある。

文献

1) Ordas I, Feagan BG, Sandborn WJ：Early use of immunosuppressives or TNF antagonists for the treatment of Crohn's disease：time for a change. Gut **60**：1754-1763（2011）
2) 平成28年度改訂版　潰瘍性大腸炎・クローン病診断基準・治療指針．厚生労働科学研究費補助金難治性疾患等政策研究事業「難治性炎症性腸管障害に関する調査研究班」（鈴木班）平成28年度分担研究報告書 別冊（2017）
3) Yang YX, Lichtenstein GR：Corticosteroids in Crohn's disease. Am J Gastroenterol **97**：803-823（2002）
4) Faubion WA Jr, Loftus EV Jr, Harmsen WS et al：The natural history of corticosteroid therapy for inflammatory bowel disease：a population-based study. Gastroenterology **121**：255-260（2001）
5) Lundin P, Naber T, Nilsson M et al：Effect of food on the pharmacokinetics of budesonide controlled ileal release capsules in patients with active Crohn's disease. Aliment Pharmacol Ther **15**：45-51（2001）
6) Greenberg GR, Feagan BG, Martin F et al：Oral budesonide for active Crohn's disease. Canadian Inflammatory Bowel Disease Study Group. N Engl J Med **331**：836-841（1994）
7) Thomsen OO, Cortot A, Jewell D et al：A comparison of budesonide and mesalamine for active Crohn's disease. International Budeso-

nide-Mesalamine Study Group. N Engl J Med **339**：370-374（1998）
8）Greenberg GR, Feagan BG, Martin F *et al*：Oral budesonide as maintenance treatment for Crohn's disease：a placebo-controlled, dose-ranging study. Canadian Inflammatory Bowel Disease Study Group. Gastroenterology **110**：45-51（1996）
9）Ford AC, Bernstein CN, Khan KJ *et al*：Glucocorticosteroid therapy in inflammatory bowel disease：systematic review and meta-analysis. Am J Gastroenterol **106**：590-599；quiz 600（2011）
10）Hellers G, Cortot A, Jewell D *et al*：Oral budesonide for prevention of postsurgical recurrence in Crohn's disease. The IOIBD Budesonide Study Group. Gastroenterology **116**：294-300（1999）
11）Rutgeerts P, Löfberg R, Malchow H *et al*：A comparison of budesonide with prednisolone for active Crohn's disease. N Engl J Med **331**：842-845（1994）
12）Lichtenstein GR, Feagan BG, Cohen RD *et al*：Serious infections and mortality in association with therapies for Crohn's disease：TREAT registry. Clin Gastroenterol Hepatol **4**：621-630（2006）
13）Aberra FN, Lewis JD, Hass D *et al*：Corticosteroids and immunomodulators：postoperative infectious complication risk in inflammatory bowel disease patients. Gastroenterology **125**：320-327（2003）
14）Suzuki Y, Nawata H, Soen S *et al*：Guidelines on the management and treatment of glucocorticoid-induced osteoporosis of the Japanese Society for Bone and Mineral Research：2014 update. J Bone Miner Metab **32**：337-350（2014）
15）日本肝臓学会 肝炎診療ガイドライン作成委員会編：B型肝炎治療ガイドライン（第3版）2017年8月（2017）

2017年 効能・効果追加

膵・消化管神経内分泌腫瘍※

持続性ソマトスタチンアナログ徐放性製剤　薬価基準収載

ソマチュリン® 皮下注 60mg／90mg／120mg

Somatuline® 60mg・90mg・120mg for s.c. Injection

ランレオチド酢酸塩徐放性製剤

劇薬　処方箋医薬品*

＊注意－医師等の処方箋により使用すること

商標　ソマチュリン®/Somatuline® is the registered trademark of Ipsen Pharma, Paris, France.

※膵・消化管神経内分泌腫瘍の効果・効能はソマチュリン皮下注120mg製剤のみで承認されています。

【禁忌（次の患者には投与しないこと）】
本剤の成分に対して過敏症の既往歴のある患者

効能・効果

1. 下記疾患における成長ホルモン、IGF-I(ソマトメジン-C)分泌過剰状態及び諸症状の改善
   先端巨大症・下垂体性巨人症（外科的処置で効果が不十分な場合又は施行が困難な場合）
2. 膵・消化管神経内分泌腫瘍

(参考)

	ソマチュリン®皮下注		
	60 mg	90 mg	120 mg
1. 先端巨大症・下垂体性巨人症	○	○	○
2. 膵・消化管神経内分泌腫瘍	−	−	○

○：効能あり、−：効能なし

〈効能・効果に関連する使用上の注意〉
(1) 先端巨大症・下垂体性巨人症
下垂体性巨人症については、脳性巨人症や染色体異常など他の原因による高身長例を鑑別し、下垂体病変に由来するものであることを十分に確認すること。
(2) 膵・消化管神経内分泌腫瘍
臨床試験に組み入れられた患者の症候の有無等について、添付文書【臨床成績】の項の内容を熟知し、本剤の有効性及び安全性を十分理解した上で、適応患者の選択を行うこと。

用法・用量

1. 先端巨大症・下垂体性巨人症
通常、成人にはランレオチドとして90mgを4週毎に3ヵ月間、深部皮下に注射する。その後は患者の病態に応じて60mg、90mg又は120mgを4週毎に投与する。
2. 膵・消化管神経内分泌腫瘍
通常、成人にはランレオチドとして120mgを4週毎に、深部皮下に注射する。

〈用法・用量に関連する使用上の注意〉
(1) 注射部位は原則として臀部の上部外側とすること。
投与の際は、深部皮下への投与となるよう注射針を皮膚面に垂直に根元又は許容される深さまで素早く刺すこと。投与毎に注射部位を左右交互に変え、同一部位へ連続して注射しないよう、局所を十分観察して投与すること。
(2) 先端巨大症・下垂体性巨人症
1) 用量は120mgを上限とし、成長ホルモン濃度、IGF-I濃度及び臨床症状により、30mg単位で適宜増減できる。なお、120mgまで増量しても、改善がみられない場合には、他の治療法への切替えを考慮すること。
2) 中等度から重度の肝機能障害又は中等度から重度の腎機能障害のある患者では、60mgを開始用量として4週毎に皮下投与した後、120mgを上限として30mg単位で適宜増減すること。（添付文書【薬物動態】の項参照）
3) 本剤60mg又は90mgにて良好で安定した状態を示す患者には、本剤120mgに用量変更し、投与間隔をそれぞれ8週毎又は6週毎に延長できる場合があるが、延長する際には患者の状態を十分観察しながら投与すること。
(3) 膵・消化管神経内分泌腫瘍
1) 膵・消化管神経内分泌腫瘍に対して国内で承認されているソマチュリン皮下注製剤は、120mg製剤のみである。
2) 他の抗悪性腫瘍剤との併用について、有効性及び安全性は確立していない。

使用上の注意

1. 重要な基本的注意
(1) 先端巨大症・下垂体性巨人症において、下垂体腺腫は進展することがあり、これに伴い**視野狭窄**などの重篤な症状を生じることがあるので患者の状態を十分観察すること。**腫瘍の進展**が認められた場合は、他の治療法への切り替え等適切な処置を行うこと。

(2) 本剤の投与中はインスリン、グルカゴン及び成長ホルモン等のバランスが変化することにより、一過性の低又は高血糖を伴うことがある。投与開始時及び投与量を変更する場合は患者の状態を十分に観察すること。
(3) 本剤の投与により**徐脈**があらわれることがあるので、特に心疾患を有する患者では、本剤の投与開始時に患者の状態を十分に観察すること。
(4) 本剤の投与中に甲状腺機能の低下を伴うことがあるので、甲状腺関連の所見が認められた場合には甲状腺機能検査を行うこと。
(5) 先端巨大症・下垂体性巨人症では、成長ホルモン及びIGF-I(ソマトメジン-C)を定期的に測定することが望ましい。
(6) 本剤の投与により胆石の形成又は胆石症の悪化（急性胆嚢炎、膵炎）が報告されているので、本剤の投与前及び投与中は、定期的に（6〜12ヵ月毎に）**超音波、X線**による胆嚢及び胆管検査を受けることが望ましい。
(7) 膵・消化管神経内分泌腫瘍の治療に使用する場合は、がんに対する薬物療法について十分な知識・経験を持つ医師のもとで、本剤による治療が適切と判断された患者についてのみ使用すること。

2. 相互作用
【併用注意】（併用に注意すること）

薬剤名等	臨床症状・措置方法	機序・危険因子
シクロスポリン（経口剤）	シクロスポリンの血中濃度が低下することがある。	本剤がシクロスポリンの消化管吸収を阻害するため。（添付文書【薬物動態】の項参照）
インスリン製剤及び血糖降下薬	血糖降下作用の増強による低血糖症状、又は減弱による高血糖症状があらわれることがある。併用する場合は、血糖値その他患者の状態を十分に観察しながら投与すること。	インスリン、グルカゴン及び成長ホルモン等互いに拮抗的な調節作用をもつホルモン間のバランスが変化することがある。
ブロモクリプチン	ブロモクリプチンのAUCが上昇したとのオクトレオチド（類薬）の報告がある。	機序は不明である。
CYP3A4で代謝される薬剤キニジン等	主にCYP3A4で代謝される薬剤の血中濃度を上昇させることがある。	本剤が成長ホルモンの産生を抑制することにより、CYP3A4で代謝される薬剤のクリアランスを低下させる可能性がある。

3. 副作用
先端巨大症・下垂体性巨人症
承認時までの安全性評価対象64例中55例（85.9％）に副作用（臨床検査値の異常を含む）が認められた。主な副作用は、注射部位硬結28例（43.8％）、下痢27例（42.2％）、白色便23例（35.9％）、胆石症16例（25.0％）、腹痛10例（15.6％）、注射部位疼痛9例（14.1％）等であった。
膵・消化管神経内分泌腫瘍
承認時までの安全性評価対象32例中27例（84.4％）に副作用（臨床検査値の異常を含む）が認められた。主な副作用は、注射部位硬結9例（28.1％）、白色便6例（18.8％）、鼓腸4例（12.5％）、糖尿病4例（12.5％）等であった。
副作用の頻度については、各効能・効果に係る承認時までの国内臨床試験の結果に基づき算出した。
(1) 重大な副作用
徐脈（頻度不明）：徐脈を起こすことがあるので、観察を十分に行い、徐脈が認められた場合には必要に応じて適切な処置を行うこと。また、徐脈が認められた場合、β-遮断剤、カルシウム拮抗剤等の徐脈作用を有する薬剤又は水分や電解質を補正する薬剤を投与している患者では、必要に応じてこれらの用量を調節すること。

承認条件
医薬品リスク管理計画を策定の上、適切に実施すること。

その他の使用上の注意については、添付文書をご参照ください。

製造販売元（輸入元）
TEIJIN 帝人ファーマ株式会社
〒100-8585 東京都千代田区霞が関3丁目2番1号
資料請求先：メディカル情報グループ　0120-189-315

2017年7月改訂（第3版）
SML030-CD-1712
2017年12月作成

特集：クローン病の最新薬物療法

クローン病の生物学的製剤治療戦略

ステップアップ療法とトップダウン療法の適応

佐藤祐邦＊・松井敏幸＊＊

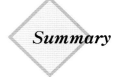

Summary　クローン病に対する治療薬として大きなインパクトとなった抗TNFα抗体製剤であるが，粘膜治癒や外瘻閉鎖効果などといった画期的治療効果がある一方で，感染症，既感染の再活性化，悪性腫瘍の発生リスク，一次及び二次無効に対する課題などが指摘されている。これらの課題を勘案し，トップダウン療法は若年発症，喫煙者，瘻孔型，難治性痔瘻，高度の潰瘍性病変，高度活動性，寛解導入時にステロイド使用などの難治性症例に限り考慮されている。さらに最近では客観的指標を用いてステップアップ療法を早期に開始する方法に発展してきている。

Key Words　クローン病／抗TNFα抗体製剤／ステップアップ療法／トップダウン療法

はじめに

クローン病（Crohn's disease：CD）は，非連続性に分布する全層性肉芽腫性炎症を特徴とする難治性の慢性炎症性腸疾患であり，特定疾患として医療費助成制度の対象疾患である。近年様々な治療薬が開発されているが，その中でも特に大きなインパクトとなったのが，「抗TNFα抗体製剤」である。高額な抗TNFα抗体製剤の使用が直接患者の経済的負担にならないことから，わが国での抗TNFα抗体製剤の投与率は欧米と比較して高い特徴がある。従来からCD治療の中心的薬剤であるステロイドは，強力な抗炎症作用による治療効果の反面，各種副作用が高率に発現することと長期寛解維持効果を有していない点で限界があった。しかし，TNFαのみに作用する抗TNFα抗体製剤は，従来治療薬にない特異性に基づく画期的治療効果によって，高率な寛解導入効果と同時に長期寛解維持効果を発揮している。一方で，投与中は各種感染症併発の危険に注意すると同時に，潜在的既感染の再活性化を招くおそれがあることにも注意を払う必要がある。さらに，悪性腫瘍の発生リスクや投与後に出現する二次

＊福岡大学筑紫病院消化器内科　助手
＊＊福岡大学筑紫病院臨床医学研究センター（消化器内科）　教授

無効に対する課題などもあり，投与に際してはそれらの課題の存在を理解し対処できる能力が要求される．抗TNFα抗体製剤の効果を最大限に導き出し，より長期に寛解を維持するような投与法を考える必要がある．本稿ではこれらのポイントについて考えてみたい．

抗TNFα抗体製剤

TNFαは，interferon-γやinterleukin-1βなどと同様の強い炎症性cytokineの一種で，様々な細胞に発現しているTNFα受容体を介して，NF-κBやAP-1，mitogen-activated protein kinaseの活性化，Paneth's cellや腸管上皮におけるapoptosisの誘導などで免疫炎症反応を惹起する[1]．このTNFαを標的として開発されたのが抗TNFα抗体製剤である．2002年にキメラ型抗TNFα抗体製剤のインフリキシマブ（IFX；レミケード®）が，2010年にヒトIgG1型抗TNFα抗体アダリムマブ（ADA；ヒュミラ®）が導入された．特に2002年にIFXが最初に臨床応用されると，炎症性腸疾患治療の場に大きなブレークスルーをもたらし，治療strategy，治療目標が大きく変化した．IFXは，ヒトTNFαに対して特異的なマウス型モノクローナル抗体由来の可変領域25％とヒトIgG1の定常領域75％を有し，遺伝子組み換え技術を用いて造られた世界初の抗TNFαモノクローナル抗体製剤である．

CDに対するIFXの臨床的な有効性と安全性はACCENTI試験[2]，ACCENTII試験[3]で明らかとなった．ACCENTI試験では，投与54週後の有効性が維持できたのがプラセボ群17％，5 mg/kg維持投与群43％，10 mg/kg維持投与群53％であった．さらに10週目の内視鏡的寛解率がプラセボ群0％，5 mg/kgと10 mg/kg維持投与群を併せて31％，54週時点では前者が7％であったのに対して後者が50％であった[2]．IFXによる治療効果が臨床的な寛解だけでなく，内視鏡的寛解つまり粘膜治癒をもたらすことを初めて示した研究成果である．外瘻閉鎖効果を評価したACCENTII試験[3]では，0，2，6週の3回5 mg/kgのIFXを投与し，10週と14週の時点で外瘻が50％以上閉鎖していた患者の割合は69％であった．従来の内科治療では不可能であった外瘻治療を可能にした点においても画期的な治療効果といえる．

一次無効と二次無効

抗TNFα抗体製剤の寛解導入療法には約1/3の患者が反応しないと報告されている（一時無効）[4]．このような患者では，TNFα以外の免疫学的機序が病態形成に関与している可能性，抗TNFα抗体の代謝の個人差，抗TNFα抗体に反応する自然抗体の存在などが示唆されている．また，IFXのFab領域に対する自然抗体をもつ患者が存在し，このような患者はIFXに対する反応性が低いことが報告された[5]．IFXによる寛解導入に成功した症例の30〜50％が維持療法継続中にIFXに対する効果減弱をきたす（二次無効）[6,7]．IFXによる維持療法中の症例の約13％が毎年二次無効に至るとされる[7]．ADAのメタ解析でも37％の患者に効果減弱が報告されている[8]．二次無効の原因としてさまざまな因子の関与が考えられている．なかでも，最も重要と考えられているのが，抗TNFα抗体の免疫原性と関連して生じる中和抗体の影響である．中和抗体の出現は，抗TNFα抗体の血中濃度低下，活性低下，薬剤クリアランスの亢進をきたし二次無効の原因となる．特にIFXはマウス蛋白の構造を含むため抗IFX抗体（antibodies to infliximab：ATI）の

出現は常に懸念される。

ステップアップ療法とトップダウン療法（図1）

抗TNFα抗体製剤は，従来から実施されてきた栄養療法や5-ASA製剤，ステロイド，免疫調節薬でも改善の認められない中等症から重症の難治性CD症例を対象として投与する「ステップアップ療法」として投与が開始された。しかし，既存治療法を長期実施するも改善を認めない症例では，すでに狭窄や瘻孔といった不可逆的腸管病変が形成され，抗TNFα抗体製剤投与でも十分な治療効果を発揮しない症例が少なくない。従来からの治療法を長期間継続してから抗TNFα抗体製剤を開始するのではなく，従来からの治療法の治療効果をできるだけ短期間で見極め，改善がないと判断した場合はできるだけ早期に抗TNFα抗体製剤投与を開始する「accelerated ステップアップ療法」が，CDの長期経過の改善には必要と考えられるようになってきた。

2008年にD'Haensらが罹病期間4年以内の活動期CDを対象に，早期から免疫調節薬とIFXを投与するトップダウン療法群と，従来のステロイド治療にて加療した後再燃した場合にIFXを投与するステップアップ療法群間での臨床効果を比較している[9]。結果，トップダウン療法の方が寛解率も維持率も高いことが明らかとなった。さらに，SONIC試験では免疫調節薬および生物学的製剤未使用症例に対してIFXと免疫調節薬併用群，IFX単独群，免疫調節薬単独群で治療効果（26週，50週後のステロイドフリーの寛解率）を比較し，併用群での寛解維持率がIFX単独群，免疫調節薬単独群に比べて有意に高いことが報告された[10]。さらに，併用群ではATIの産生

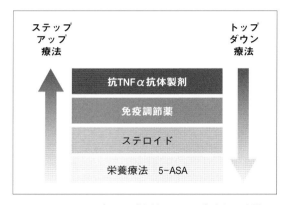

図1　ステップアップ療法とトップダウン療法

が抑制され，IFXの血中濃度が単独群に比較して高濃度で維持されていることも明らかとなった。また，有意差はないものの登録時のCRPが高値かつ，腸管粘膜傷害を有する患者はIFXの早期導入で特に大きなベネフィットが得られるとしている。3群間での安全性は同等であった。したがって，IFXの長期投与効果を維持させる対策として，寛解導入時から免疫調節薬を併用することが望ましいと考えられる。

一般的に初期のIFX投与は従来の治療法では困難であった粘膜修復を可能とし，その後の再燃やクローン病の腸管合併症である狭窄や瘻孔への進展を防ぐことができると考えられている。また，IFXは投与後1年間の入院率や手術率を減少することも報告されている[11]。このことは高額な薬剤ではあるが，入院や手術を減らしていることにより医療経済的にも理にかなった治療法であると考えられる。一方で，各種感染症併発や潜在的既感染の再活性化，悪性腫瘍発生の懸念もある。すべての症例にトップダウン療法を行うのではなく，若年発症，喫煙者，瘻孔型，難治性痔瘻，高度の潰瘍性病変を有する，高度活動性，寛解導入時にステロイドを要したなどの難治性症例に限り使用すべきであるとの意見もあり，トップダウン療法の適応などについての

本邦における統一したコンセンサスは得られておらず，早期介入の必要な症例をどう選択するのかということが今後の課題である。

最近の報告では，術後CDに対し内視鏡的介入を加え再発がみられれば免疫調節薬やADAの積極的治療により，術後18ヵ月時点における粘膜病変の再発が有意に抑制されたというPOCER試験[12]や，中等症～重症のCDにおいて，臨床症状に便中カルプロテクチンやCRPなどのバイオマーカーを加え，適時抗TNFα抗体製剤を使用する「timely escalation療法」が，臨床的及び内視鏡的アウトカムを改善するというCALM試験[13]があり，実臨床でも内視鏡検査やマーカーなどで適時モニタリングしながら治療方針を決定するという方法に発展してきている。

おわりに

CD治療における抗TNFα抗体製剤は画期的治療効果をもたらしたが，同時に一次無効や二次無効の出現，感染症，悪性腫瘍，医療経済的問題などと実施に際して出現しうる各種課題に対し適切に対応することが必要である。実臨床ではこのようなことを考慮したうえで，ステップアップ療法かトップダウン療法であるのかが選択されており，前述した早期介入の必要な症例といった明確な適応のある症例以外には，適時モニタリングしながら治療方針を決定するという方法が実施されている。

文　献

1) Andoh A, Bamba S, Brittan M et al：Role of intestinal subepithelial myofibroblasts in inflammation and regenerative response in the gut. Pharmacol Ther **114**：94-106（2007）
2) Rutgeerts P, VanAssche G, Vermeire S：Optimizing anti-TNF treatment in inflammatory bowel disease. Gastroenterology **126**：1593-1610（2004）
3) Sands BE, Anderson FH, Bernstein CN et al：Infliximab maintenance therapy for fistulizing Crohn's disease. N Engl J Med **350**：876-885（2004）
4) Nielsen OH, Seidelin JB, Munck LK et al：Use of biological molecules in the treatment of inflammatory bowel disease. J Intern Med **270**：15-28（2011）
5) Steenholdt C, Palarasah Y, Bendtzen K et al：Pre-existing IgG antibodies cross-reacting with the Fab region of infliximab predict efficacy and safety of infliximab therapy in inflammatory bowel disease. Aliment Pharmacol Ther **37**：1172-1183（2013）
6) Gisbert JP, Panes J：Loss of response and requirement of infliximab dose intensification in Crohn's disease：a review. Am J Gastroenterol **104**：760-767（2009）
7) Ben-Hrin S, Chowers Y：Review article：loss of response to anti-TNF treatments in Crohn's disease. Aliment Pharmacol Ther **33**：987-995（2011）
8) Billioud V, Sandborn WJ, Peyrin-Biroulet L：Loss of response and need for adalimumab dose intensification in Crohn's disease：a systematic review. Am J Gastroenterol **106**：674-684（2011）
9) D'Haens G, Baert F, van Assche G et al：Early combined immunosuppression or conventional management in patients with newly diagnosed Crohn's disease：an open randomised trial. Lancet **371**：660-667（2008）
10) Colombel JF, Sandborn WJ, Reinisch W et al：SONIC Study Group：Infliximab, azathioprine, or combination therapy for Crohn's disease. N Engl J Med **362**：1383-1395（2010）
11) Lichtenstein GR, Yan S, Bala M et al：Infliximab maintenance treatment reduces hospitalizations, surgeries, and procedures in fistulizing Crohn's disease. Gastroenterology **128**：862-869（2005）
12) De Cruz P, Kamm MA, Hamilton AL et al：Crohn's disease management after intestinal resection：a randomised trial. Lancet **385**：1406-1417（2015）
13) Colombel JF, Panaccione R, Bossuyt P et al：Effect of tight control management on Crohn's disease（CALM）：a multicentre, randomised, controlled phase 3 trial. Lancet **390**（10114）：2779-2789（2017）

特集：クローン病の最新薬物療法

クローン病の生物学的製剤治療戦略

生物学的製剤の二次無効への対応と治療の進め方

本谷　聡[*1)]・杉山浩平[*]・宮川麻希[*2)]・
那須野正尚[*2)]・田中浩紀[*3)]

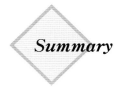

Summary

生物学的製剤の臨床効果は，そのトラフ濃度の維持によって決定される。免疫調節薬の併用により生物学的製剤の抗原性を制御することは，有効トラフ濃度の維持に直結する。したがって製剤の特性をよく理解した治療計画を考慮することにより，効果減弱（二次無効）を抑制することが可能である。それでも二次無効に至った場合は，投与期間の短縮や用量増加によって適切に病勢をコントロールする。なお，効果減弱例に対する内科治療継続にあたっては，手術でQOLを改善できる病態に留意することも重要である。

Key Words　クローン病／インフリキシマブ／アダリムマブ／二次無効／効果減弱

はじめに

　生物学的製剤の代表である抗TNFα抗体製剤〔インフリキシマブ：infliximab（IFX）およびアダリムマブ：adalimumab（ADA）〕は，クローン病（CD）の治療アルゴリズムの根幹をなす薬剤であることは論を俟たない。しかし，首尾よく寛解導入に至っても効果減弱（二次無効）のリスクは，1患者年あたり20.9％と報告され[1)]，その多くが用量増加を必要としているのが現状である。

　生物学的製剤の臨床効果は，そのトラフ濃度の維持によって決定される[2)]。抗製剤抗体の出現や強い炎症活動性は，血中濃度を低下させ二次無効の原因となる（図1）[3)]。よって，チオプリン系免疫調節薬併用による生物学的製剤が有する抗原性の制御は，血中濃度を維持し二次無効を回避する有効な方法である。

　本稿では，抗TNFα抗体製剤の特性を考慮しより良い治療戦略の構築を展望しつつ，免疫調節薬併用の是非と二次無効に至った場合の治療の進め方について概説する。

＊札幌厚生病院IBDセンター　1）副院長／IBDセンター長，2）医長，3）主任部長

インフリキシマブでの二次無効予防と治療の進め方

二次無効を回避する基本は，確実な寛解導入である．IFX はマウスのアミノ酸配列を25％有するキメラ型抗体であるがゆえに抗原性が高い．したがって，アザチオプリン（azathioprine：AZA）などのチオプリン系免疫調節薬の併用は，臨床症状の改善[4]のみな

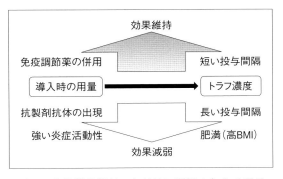

図1　生物学的製剤の有効性に影響を与える因子
（文献3より作図）

らず CRP の正常化や活動性病変の粘膜治癒も含めた高い治療目標の達成にきわめて有用である（図2）[5]．

IFX 導入からの経過時間が長くなるにつれて二次無効率は増加するが，AZA 併用は経時的にも二次無効率を有意に抑制し長期間の寛解維持に大きく寄与する[6]．自験例ではIFX 5 mg/kg 導入4年後の二次無効率は，AZA 併用での44％に対し非併用では66％に達する（図3）．

8週間隔では，正常化していた CRP が徐々に上昇し臨床症状も不安定になった場合には，IFX 5 mg/kg での投与間隔を最短で4週間隔に短縮するか，期間短縮が困難な場合には10 mg/kg に増量して引き続き8週間隔での維持投与を継続する．

4週間隔への期間短縮により，8週後には約40％，40週では約75％に再度の臨床的寛解導入〔CDAI（Crohn's disease activity index）が150未満〕が可能である（図4A）[7]．なお，効果減弱時の IFX トラフ濃度は $1\,\mu\mathrm{g/mL}$ 未

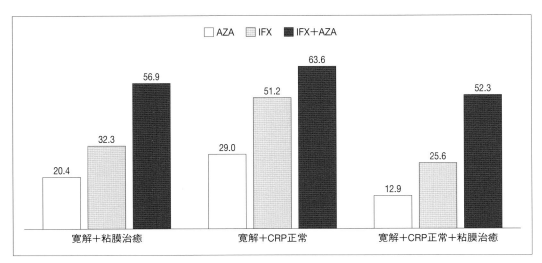

図2　免疫調節薬併用によるインフリキシマブの効果（26週評価）
SONIC 試験の post hoc 解析．
免疫調節薬の併用により，高い治療目標の達成率（％）が向上している．
（文献5より作図）

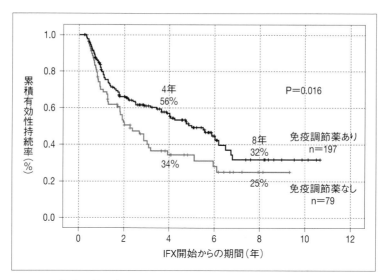

図3　免疫調節薬併用によるインフリキシマブの二次無効抑制効果
インフリキシマブ5 mg/kg 8週間隔投与での有効性持続率。（14週以上インフリキシマブが投与されたクローン病276例におけるIFX継続率）効果減弱による用量増加，投与期間短縮，効果消失による治療変更，投与時反応の出現を有効性の消失と定義し，脱落例としている。
〔札幌厚生病院IBDセンター（2002年5月～2012年8月）〕

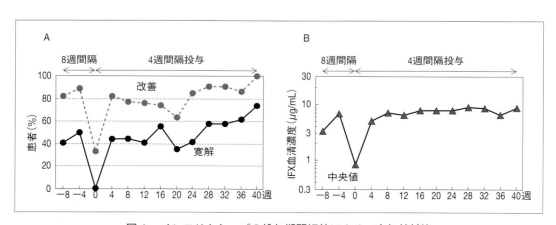

図4　インフリキシマブの投与期間短縮による二次無効対策
A．投与間隔短縮（5 mg/kg 4週間隔投与）の改善率と寛解率（%）
B．投与間隔短縮による血中インフリキシマブ濃度

（文献7より作図）

満となるが，4週間隔投与により少なくとも3 μg/mL以上のトラフ濃度が維持できる（図4 B）[7]。

実臨床では，実際にIFXトラフ濃度を直接測定する機会は少ないが，CRPが有効血中濃度の維持を推測するバイオマーカーとなる。血清CRP値が正常上限を超えると，その60～80％でIFXトラフ濃度はすでに1 μg/mL未

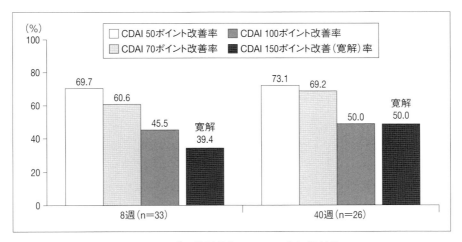

図5　インフリキシマブの倍量投与による二次無効対策
10 mg/kg　8週間隔投与での，CDAI改善率と寛解（CDAI＜150）率
（文献9より作図）

満に低下していることに留意を要する[8]。

　投与間隔は8週のまま，IFX投与量を10 mg/kgに増量した際の，再臨床的寛解（CDAI＜150）率は，8週で39.4％，40週では50.0％であり（**図5**）[9]，IFXトラフ濃度も無効例では0.22 μg/mLと低値であったのに対し有効例では2.01 μg/mLを示していた[9]。

　投与間隔短縮と倍量投与の有効性はほぼ同等とされているが[10]，実臨床では4週間隔への投与間隔短縮の方が，より寛解維持が容易で病勢が安定すると考える。自験例では，4週間隔への期間短縮での8週後臨床的寛解導入率が46.7％に及んだが，倍量8週間隔投与では22.2％であり，臨床症状の安定した改善には，倍量にしても結局6週程度への投与間隔短縮を必要としていた[11]。

アダリムマブでの二次無効予防と治療の進め方

　ADAはファージディスプレイ法によるヒト抗体である。可変部領域に遺伝子操作が加わっており抗製剤抗体の出現頻度はIFXと

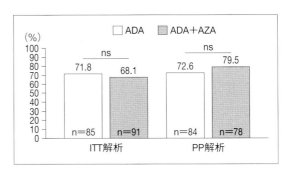

図6　免疫調節薬併用によるアダリムマブの効果
（26週評価）：DIAMOND試験
臨床的寛解率（CDAI＜150）
（文献12より作図）

同等であるが，実臨床では，IFXと異なり免疫調節薬併用が二次無効を予防する印象に乏しい。実際，AZA併用による26週寛解率や内視鏡改善度はADA単独治療に比べて大きな差異はない[12]（**図6**）が，BMI（body mass index）の高い例や女性ではADAトラフ濃度の維持[13]や，粘膜治癒率向上[14]にはAZA併用が望ましい場合がある。長期的にもAZAなどの免疫調節薬併用の有無にかかわらず安定した寛解維持成績が示されている（**図7**）[15]。

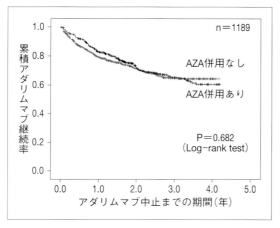

図7　免疫調節薬併用によるアダリムマブの累積有効率：ADJUST 試験

（文献15より作図）

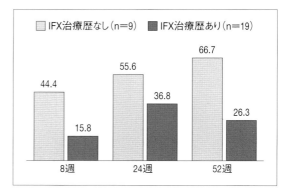

図8　アダリムマブの二次無効対策
倍量投与（80 mg 隔週投与）の寛解率（％）

（文献16より作図）

ADA 40 mg 隔週間隔では，正常化していた CRP が徐々に上昇し臨床症状も不安定になった場合には，80 mg に増量し引き続き隔週投与を行う。欧米では40 mg 毎週投与が一般的だが，ADA の場合，倍量投与と投与期間短縮での有効性は同等であり，その相違が議論されることは少ない。

IFX 既治療例も含めると，ADA 80 mg 隔週投与の寛解率は8週で25％，24週で42.9％，52週で35.7％である。いわゆる IFX ナイーブ例では，8週44.4％，24週55.6％，52週66.7％であり（図8），IFX 倍量投与と同等の成績が示されている[16]。

二次無効に対するオプション治療と三次無効に対する治療の進め方

二次無効治療の原則は，抗 TNF 抗体製剤の安易な変更ではなく，投与期間短縮か倍量投与による用量増加であることを前述した。

用量増加を行う前に，病勢悪化が回腸から右側結腸に限局しているのならブデソニド（budesonide）を，日和見感染が危惧される高齢者で活動性病変が大腸主体の場合には血球成分吸着除去療法（GMA）を，免疫調節薬を併用していなかった場合には AZA の導入を（抗製剤抗体の抑制効果は当初からの併用に比べ劣るが），二次無効に対するオプション治療として検討しても良い。

さらに用量増加によっても再度効果が減弱（三次無効）した場合には，抗 TNF 抗体製剤の変更や治療ターゲットを IL12/23に変更し，ウステキヌマブ（ustekinumab）導入も検討する。

抗 TNF 抗体製剤が無効となった CD でのウステキヌマブでの寛解導入率は決して高くはないが，三次無効や抗 TNF 抗体製剤での治療難渋例でも寛解導入される CD も少なからず存在する。

おわりに

CD 二次無効の考え方と治療の実際について述べた。内科治療継続にあたっては，手術で QOL を改善できる病態に留意し，腸管切除が優先されるべき場合には，患者と十分な協議を重ねることを疎かにしてはいけない。

文　献

1) Qiu Y, Chen BL, Mao R *et al*：Systematic review with meta-analysis：loss of response and requirement of anti-TNFα dose intesification in Crohn's disease. J Gastroenterol **52**：535-554（2017）
2) Maser EA, Villela R, Silverberg MS *et al*：Association of trough serum infliximab to clinical outcome after scheduled maintenance treatment for Crohn's disease. Clin gastroenterol hepatol **4**：1248-1254（2006）
3) Schaeverbeke T, Truchetet ME, Kostine M *et al*：Immunogenicity of biologic agents in rheumatoid arthristis patients. Rheumatology **55**(2)：210-220（2016）
4) Colombel JF, Sandborn WJ, Reinisch W *et al*：Infliximab, azathioprine, or combination therapy for Crohn's disease. N Engl J Med **362**(15)：1383-1395（2010）
5) Colombel JF, Reinisch W, Mantzaris GJ *et al*：Randomised clinical trial：deep remission in biologic and immunomodulator naïve patients with Crohn's disease- a SONIC post hoc analysis. Aliment Pharmacol Ther **41**(8)：734-746（2015）
6) Sokol H, Seksik P, Carrat F *et al*：Usefulness of co-treatment with immunomodulators in patients with inflammatory bowel disease treated with scheduled maintenance therapy. GUT **59**：1363-1368（2010）
7) Hibi T, Sakuraba A, Watanabe M *et al*：Retrieval of serum infliximab level by shortening the maintenance infusion interval is correlated with clinical efficacy in Crohn's disease. Inflamm Bowel Dis **18**(8)：1480-1487（2012）
8) Hibi T, Sakuraba A, Watanabe M *et al*：C-reactive protein is an indicator of serum infliximab level in predicting loss of response in patients with Crohn's disease. J Gastroenterol **49**(2)：254-262（2014）
9) Suzuki Y, Matsui T, Ito H *et al*：Circulating Interleukin 6 and Albumin, and Infliximab Levels Are Good Predictors of Recovering Efficacy After Dose Escalation Infliximab Therapy in Patients with Loss of Response to Treatment for Crohn's Disease：A Prospective Clinical Trial. Inflamm Bowel Dis **21**(9)：2114-2122（2015）
10) Katz L, Gisbert JP, Manoogian B *et al*：Doubling the infliximab dose versus halving the infusion intervals Crohn's disease patients with loss of response. Inflamm Bowel Dis **18**(11)：2026-2033（2012）
11) 本谷　聡：Infliximab 8週間隔投与で寛解維持困難なクローン病の治療戦略―倍量投与か投与期間短縮か―．難治性炎症性腸管障害に関する調査研究　平成20年度総括・分担研究報告書（2009）p. 40-41
12) Matsumoto T, Motoya S, Watanabe K *et al*：Adalimumab Monotherapy and a Combination with Azathioprine for Crohn's Disease：A Prospective, Randomized Trial. J Crohns Colitis **10**(11)：1259-1266（2016）
13) Nakase H, Motoya S, Matsumoto T *et al*：Significance of measurement of serum trough level and anti-drug antibody of adalimumab as personalised pharmacokinetics in patients with Crohn's disease：a subanalysis of the DIAMOND trial. Aliment Pharmacol Ther **46**(9)：873-882（2017）
14) Watanabe K, Matsumoto T, Hisamatsu T *et al*：Clinical and pharmacokinetic factors associated with adalimumab-induced mucosal healing in patients with Crohn's disease. Clin Gastroenterol Hepatol（2017）［Epub ahead of print］
15) Tanaka H, Kamata N, Yamada A *et al*：Long-term retention of adalimumab treatment and associated prognostic factors for 1189 patients with Crohn's disease. J Gastroenterol Hepatol（2017）［Epub ahead of print］
16) Motoya S, Watanabe M, Wallac K *et al*：Efficacy and safety of dose escalation to adalimumab 80 mg every other week in Japanese patients with Crohn's disease who lost response to maintenance therapy. Inflamm Intestinal Dis（2018）［in press］

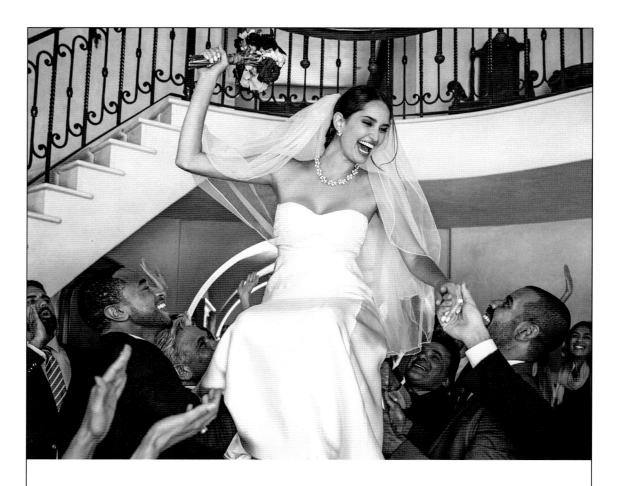

ヒト型抗ヒトIL-12/23p40 モノクローナル抗体製剤

皮下注：薬価基準収載
点滴静注：薬価基準収載

ステラーラ® 皮下注 **45mg** シリンジ / 点滴静注 **130mg**

Stelara® Subcutaneous Injection / Intravenous Infusion

ウステキヌマブ（遺伝子組換え）製剤

新発売
点滴静注

生物由来製品　劇薬　処方箋医薬品*　　　　　　　　　*注意－医師等の処方箋により使用すること

「効能・効果」、「用法・用量」、「警告・禁忌を含む使用上の注意」等については添付文書をご参照ください。

製造販売元（資料請求先）
ヤンセンファーマ株式会社
〒101-0065 東京都千代田区西神田3-5-2
www.janssen.com/japan
www.janssenpro.jp（医薬品情報）

プロモーション提携
田辺三菱製薬株式会社
大阪市中央区道修町3-2-10

© Janssen Pharmaceutical K.K.2017

2017年5月

特集：クローン病の最新薬物療法

クローン病の生物学的製剤治療戦略
新薬ウステキヌマブの特徴と使い方

仲瀬裕志[*]

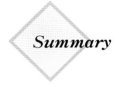

Summary

クローン病患者の病態に関連したサイトカイン経路を制御する薬剤研究が行われている。Ustekinumabは，インターロイキン（IL）-12およびIL-23の共通のp40サブユニットを標的とする完全ヒトIgG1モノクローナル抗体である。その結果，Th1およびTh17免疫反応が阻害される。当初は，乾癬および乾癬性関節炎を有する患者においてその有効性および安全性が証明された。その後，3つの第Ⅲ相試験の結果より，ustekinumabの抗TNFα抗体製剤不応性のクローン病患者に対する有効性が確認された。Ustekinumabは，近年，本邦クローン病患者への使用が承認されたが，本薬剤のCD治療におけるpositioningは，今後の臨床データの集積により明らかとなってくるであろう。

Key Words　Crohn's disease／抗TNFα抗体製剤／インターロイキン（IL）-12／IL-23／Th1/Th17

はじめに

クローン病（CD）は，消化管の全層性炎症を引き起こす慢性炎症性腸疾患の1つである。慢性活動性炎症により，腸管の狭窄および瘻孔などの合併症が生じる。コルチコステロイド，免疫調節薬（アザチオプリン，6-メルカプトプリン，メトトレキサート），抗TNFα抗体製剤〔インフリキシマブ，アダリムマブ，セルトリズマブ ペゴル（日本では保険適用なし）〕などの複数の薬剤による寛解導入および維持治療が行われている。しかし，primary non-responder（一次無効），loss of response（二次無効）の患者群が存在することから，TNFαとは異なるサイトカイン経路を標的とする新規分子の開発が行われてきている。

Ustekinumab（Stelara®；Janssen Biotech Inc., Horsham, PA, USA）は，インターロイキン（IL）-12およびIL-23の共通p40サブユニットを標的とするモノクローナル抗体である。Ustekinumab（以下UST）の使用は，欧米では乾癬（2009年）および乾癬性関節炎

[*]札幌医科大学消化器内科学講座 教授

（2013年）患者の治療のために承認された。最近，米国食品医薬品局と欧州医薬品局は，18歳以上の患者の中等度から重度の活動性CDの治療にUSTを使用することも承認された[1,2]。本邦においても，2017年，活動性クローン病に対してUSTが使用可能となった。

IL-12/23とT細胞の分化

複数のサイトカインが，免疫関連疾患の患者の免疫応答の活性化に関与している。ナイーブCD4＋T細胞は，Th1，Th2，Th17およびregulatory T細胞の4つの主要なサブセットに分化することができる。IL-12ファミリーは，IL-12，IL-23，IL-27およびIL-35のような炎症応答の重要なメディエーターである異なるサイトカインを含む[3]。IL-12，IL-23は，CD患者の腸管局所において，抗原提示細胞である樹状細胞およびマクロファージから産生され病態の主たる役割を演じている。

IL-12およびIL-23は，密接に関連しているが異なる役割を有するヘテロ二量体サイトカインである。両方のサイトカインはp40鎖を含む。IL-12およびIL-23は，それぞれユニークなサブユニットp35およびp19を含む。IL-12は，IL-12R-β1およびIL-12R-β2によって形成されるヘテロダイマー受容体であるIL-12受容体に結合する。IL-12は，細胞内病原体に対する免疫を生成するために不可欠である。ナイーブCD4＋T細胞のTh1細胞への分化に関与し，ナチュラルキラーおよびT細胞によるインターフェロンガンマおよび腫瘍壊死因子アルファ（TNF-α）の産生をもたらす。IL-23は，IL-12受容体（IL-12R-β1）およびIL-23受容体複合体（IL-23R）からなるヘテロ二量体複合体受容体に結合する。この受容体は，結果としてリンパ球の活性化を伴う自己免疫性炎症を促進する特異的細胞内シグナル伝達をナイーブCD4＋T細胞に与える。IL-23の存在下で，活性化されたT細胞は，IL-17，IL-1，IL-6，およびTNF-αなどの他の炎症誘発性分子の過剰産生を伴うTh17表現型を獲得する。両方のサイトカインは，ヤヌスキナーゼおよび転写のシグナルトランスダクターおよびアクチベーター下流のシグナル伝達分子を活性化する[4]。

USTの作用機序ならびに投与法

USTは，サイトカインIL-12およびIL-23（IL-12/23p40）の共通p40サブユニットを標的とする完全ヒトIgG1モノクローナル抗体である。したがって，このp40タンパク質の遮断は，Th1およびTh17炎症応答の両方を阻害することになる。腸炎への有効性は，大腸炎の実験モデルで実証されている[5,6]。

USTの薬物動態に関しては，乾癬患者への投与時に研究が行われた[7]。薬物動態学的特徴は，ヒト内在性IgG1の薬物動態学的特徴と同等であり，皮下投与の7〜14日後に最高濃度に達した後，約3週間の消失半減期で低下することが明らかとなっている。

CD患者では，体重に基づく初回IV誘導用量（6 mg/kgのUST，日本では患者体重別に投与量が決められている。55 kg以下 260 mg，55 kgを超える85 kg以下 390 mg，85 kgを超える 520 mg）が決められている。その後，UST皮下投与が行われる。IV投与後8週目に90 mgの最初の皮下投与を行う。その後，12週間毎の投与が推奨されている。しかしながら，最初の皮下投与8週後に治療反応性が認められない患者には，この時点で2回目の皮下投与を行う場合もある。また，12週間毎の投与にても再燃する患者の場合は，投与期間の短縮（8週間毎の投与へ変更）を考慮する。

治験のデータからみた CD に対する UST の治療効果

Phase Ⅱb CERTIFI 試験では，抗 TNF 製剤に応答しなかった中等度から重度の活性 CD を有する成人の UST の有効性が評価された[8]。主要評価項目は投与開始 6 週後の臨床的奏効率であった〔ベースライン Crohn's disease activity index（CDAI）スコアから100ポイント以上低下した場合を治療反応性ありと判断した〕。526人の患者がプラセボを含む 4 群に割り当てられ，1，3，または 6 mg/kg の用量で UST 静脈内投与を受けた。臨床的奏効率は，プラセボ群の23.5％と比較して，1，3，6 mg/kg の UST を受けた患者の臨床的奏効率は，各々36.6％，34.1％，39.7％であった（プラセボ vs 6 mg/kg，p＝0.005）。臨床的寛解率（CDAI＜150）には各群間で統計的な有意差は認められなかった。引き続く維持療法試験においては，6 週の時点で完全寛解に至った145人の患者が第 8 週に無作為化され，第 8 週および第 16 週に UST 90 mg の皮下注射を受ける群とプラセボ投与を受ける群に割り当てられた。プラセボと比較して臨床的奏効率（UST 69.4％対プラセボ42.5％，p＜0.001）および臨床的寛解率（UST 41.7％対プラセボ27.4％，p＝0.03）はいずれも有意に高い値を示した。

この後に行われた 3 つの重要な第Ⅲ相試験のデータに基づいて，中等度から重度活動性を有する CD 治療に対して UST が承認されたといえる。

Ustekinumab consisted of two 8-weeks induction trials（UNITI-1 and UNITI-2）および，44週間の維持療法（IM-UNITI）について説明する[9]。UNITI-1 試験では，抗 TNFα 抗体製剤に対して一次無効または二次無効の CD 患者が対象（n＝741）となっている。一方，UNITI-2試験では，ステロイドや免疫調節剤などによる既存治療に抵抗性の患者が対象（n＝628）である（ただし，抗 TNFα 抗体製剤不応例は含まれてはいない）。維持試験である IM-UNITI は UNITI-1 and UNITI-2において，投与開始 8 週間後の治療反応性を認めた患者が登録された。登録された患者は UST（8 週毎 90 mg あるいは12週毎 90 mg の皮下投与）およびプラセボの 3 群に割り当てられた。

寛解導入試験では，UNITI-1 and UNITI-2 共に，UST（130 mg），UST（6 mg/kg つまり 55 kg 以下 260 mg，55 kg を超える85 kg 以下 390 mg，85 kg を超える 520 mg を投与する），またはプラセボがランダムに割り当てられた。投与開始 6 週目の臨床的奏効率（CDAI スコアが100点以上低下または CDAI スコア＜150となる）を評価した。UNITI-1 では，UST（130 mg），UST（6 mg/kg），プラセボ群の臨床的奏効率は各々34.3％，33.7％，21.5％であり，UNITI-2では各々51.7％，55.5％，28.7％であった。いずれの投与方法においても，プラセボ群に比して，有意に高い奏効率を示した。

UST による寛解導入が奏効した患者397人が対象となった IM-UNITI の結果を述べる。44週間後の臨床的寛解率は，プラセボ群が35.9％であったのに対し，UST 8 週毎，12週毎の投与群では，各々53.1％および48.8％であった。

この結果および近年の Cochrane レビューより，中等度ならびに重症の活動性を有するクローン病患者に対して，6 mg/kg の UST 投与は臨床的改善ならびに寛解をもたらすことができるとされている。

最後に

　USTは，欧米でもまだ使用が開始されたばかりであり，活動性CDに対する治療効果および長期の安全性に関するエビデンスはまだまだ少ないといえる。肛門部病変，術後の再発予防，発症早期のCD患者に対するUSTの治療効果など，我々が取り組むべき臨床的課題は多い。

文　献

1) FDA Product Information. Approval of ustekinumab for Crohn's disease (2016) https://www.accessdata.fda.gov/drugsatfda_docs/appletter/2016/761044Orig1s000ltr.pdf
2) EMA Product information. Approval of ustekinumab for Crohn's disease (2016) http://www.ema.europa.eu/docs/no_NO/document_library/EPAR_-_Summary_for_the_public/human/000958/WC500058509.pdf
3) Neurath MF：Cytokines in inflammatory bowel disease. Nat Rev Immunol 14(5)：329-342（2014）
4) Teng MW, Bowman EP, McElwee JJ *et al*：IL-12 and IL-23 cytokines：from discovery to targeted therapies for immune-mediated inflammatory diseases. Nat Med 21(7)：719-729（2015）
5) Neurath MF, Fuss I, Kelsall BL *et al*：Antibodies to interleukin 12 abrogate established experimental colitis in mice. J Exp Med 182(5)：1281-1290（1995）
6) Uhlig HH, McKenzie BS, Hue S *et al*：Differential activity of IL-12 and IL-23 in mucosal and systemic innate immune pathology. Immunity 25(2)：309-318（2006）
7) Benson JM, Sachs CW, Treacy G *et al*：Therapeutic targeting of the IL-12/23 pathways：generation and characterization of ustekinumab. Nat Biotechnol 29(7)：615-624（2011）
8) Sandborn WJ, Gasink C, Gao LL *et al*：CERTIFI Study Group：Ustekinumab induction and maintenance therapy in refractory Crohn's disease. N Engl J Med 367(16)：1519-1528（2012）
9) Feagan BG, Sandborn WJ, Gasink C *et al*：UNITI-IM-UNITI Study Group：Ustekinumab as Induction and Maintenance Therapy for Crohn's Disease. N Engl J Med 375(20)：1946-1960（2016）

特集：クローン病の最新薬物療法

クローン病の寛解維持薬物療法

新井万里[*]・長沼　誠[*1]・金井隆典[*2]

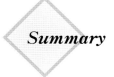

クローン病は，再燃・寛解を繰り返しながら進行し，腸管の狭窄や瘻孔，膿瘍などの合併症を来たし社会生活が損なわれることも少なくない。これまでの治療目標は症状改善であったが，粘膜治癒が入院率や手術率を低くすることが報告され，自然史を改善するのではないかと考えられるようになってきている。寛解維持に使用される薬物には，5-アミノサリチル酸，免疫調節薬，抗 TNF-α 抗体製剤があげられる。また，最近局所作用型のステロイド剤や抗 IL-12/23p40抗体製剤も保険収載となり，寛解導入および維持において有用性が期待される。

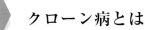　クローン病／寛解維持／粘膜治癒／抗 TNF-α 抗体製剤

クローン病とは

クローン病（Crohn's disease：CD）は，主として若年者に発症し再発と寛解を繰り返し慢性に経過する炎症性腸疾患（inflammatory bowel disease：IBD）の1つである。小腸・大腸を中心に潰瘍や線維化を伴う肉芽腫性炎症性疾患であり，消化管のどの部位にも起こりうる。

IBD の原因は解明されていないが，近年の研究により，遺伝学的素因を有する者に，食事，衛生環境などの環境因子が加わり，腸内細菌に対する異常な免疫応答が生じる多因子疾患と考えられている。IBD の罹患率は世界的に増加しており，本邦でも4万人超がクローン病に罹患している。クローン病は再燃・寛解を繰り返しながら進行し，腸管の狭窄や瘻孔，膿瘍などの合併症を来たし社会生活が損なわれることも少なくない。

本稿ではクローン病の治療目標および寛解維持薬物療法について概説する。

クローン病における治療目標の変化

クローン病の治療目標は，症状の改善（寛

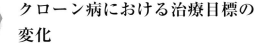

[*]慶應義塾大学医学部内科学（消化器）　1）准教授，2）教授

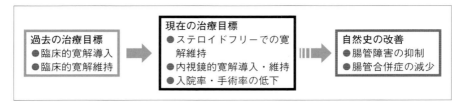

図1　クローン病における治療目標の変遷

解導入，臨床的寛解の維持）から，腸管合併症の予防を期待した内視鏡的寛解である粘膜治癒へと変化してきている（図1）。

クローン病は発症早期では腸管の炎症のみで他の腸管合併症が認められない症例が大部分である。炎症を繰り返しているうちに狭窄，瘻孔，膿瘍といった腸管合併症を生じることが多く，10年で約50％が手術を要する[1]。一方で，寛解導入後粘膜治癒も達成された症例では，その後のステロイド使用率，入院率，手術率が低いことが示され[2,3]，粘膜治癒を達成することで病気の自然史を変えることができるのではないかと考えられている。そのためクローン病治療において，ステロイドフリーで寛解維持することとともに粘膜治癒を達成することが重要であるとされている。粘膜治癒は抗TNF-α抗体製剤での報告が多いが，抗TNF-α抗体製剤に特異的なものではなく，5-アミノサリチル酸（5-ASA）製剤や免疫調節薬でも粘膜治癒が得られるという報告がある。

寛解維持療法

一旦寛解導入できた症例には寛解維持療法を行い，再燃を予防することが必要である。クローン病の寛解維持に用いられる薬物としては5-ASA製剤，ステロイド依存例では免疫調節薬がよく使用される。寛解導入に抗TNF-α抗体製剤（インフリキシマブ；レミケード®，アダリムマブ；ヒュミラ®）が使用さ

表1　寛解維持療法〔平成28年度クローン病治療指針（内科）〕

薬物療法
●5-ASA製剤 　ペンタサ®顆粒/錠 　サラゾピリン®錠（大腸病変） ●アザチオプリン ●6-MP ●インフリキシマブ・アダリムマブ 　（インフリキシマブ・アダリムマブにより寛解導入例では選択可）
在宅経腸栄養療法
●エレンタール®，ツインライン®　など 　※受容性が低い場合には半消化態栄養剤を用いてもよい 　※短腸症候群など，栄養管理困難例では在宅中心静脈栄養法を考慮する

（文献4をもとに作成）

れた例では，計画的維持投与が行われる（表1）。

1．5-ASA製剤

本邦では，メサラジン（ペンタサ®）の経口薬がクローン病に対して保険収載されている。またサラゾスルファピリジン錠（サラゾピリン®）は，5-ASAをスルファピリジンとアゾ結合することで安定化させたプロドラッグであり，大腸の腸内細菌によってアゾ結合が切断されて5-ASAが放出されることより，大腸型に使用されることが厚生労働省研究班治療指針[4]に記載されている。メサラジンは5-ASAを腸溶性のエチルセルロースでコーティングすることで，小腸から大腸までの広い範囲で放出される。サラゾスルファピリジンはスルファピリジンによる発熱や頭痛，発疹や精子減少による男性不妊などの副作用が

あり，実臨床ではメサラジンの投与が行われていることが多い。しかし，5-ASA製剤の寛解維持における有用性については明確なエビデンスはない。2010年の報告では，内科的治療による寛解導入後の寛解維持に5-ASAは推奨されないとされている[5]。一方で，外科的治療による寛解導入後の患者においては，再発予防に有用である可能性が報告されている[6]。

2．免疫調節薬（チオプリン製剤）

本邦では，アザチオプリン（イムラン®，アザニン®）が保険収載されており，ステロイド依存例に使用されることが多い。アザチオプリンが体内で分解されることで生じる6-メルカプトプリン（ロイケリン®）は保険収載はなされていないが，粉薬であり少量投与が可能であることから実臨床では使用されている。

チオプリン製剤は，ステロイド依存例におけるステロイド減量効果[7]や寛解維持効果[8]に有用であることが示されている。さらにプラセボと比較して手術後の再燃予防にも有用であることが報告されている[9]。投与量は，海外においてはアザチオプリンでは1.0～2.5 mg/kg/日，6-メルカプトプリンではその半分量が目安とされているが，欧米人と比較して日本人ではより少量投与でも効果と副作用を発現することが知られており，アザチオプリン25～50 mg/日，6-メルカプトプリン15～30 mg/日程度から開始し，副作用と効果を慎重に観察しながら増量する。チオプリン製剤は効果発現が緩徐であることが特徴である。

チオプリン製剤の副作用には，用量非依存性のアレルギー型のものと用量依存性の非アレルギー型のものがある。アレルギー型の副作用は発熱，発疹，倦怠感，嘔気，下痢，肝炎などがある。アザチオプリンに存在し6-メルカプトプリンにはないイミダゾール環が副作用の一因となっている場合があり，そのような症例では6-メルカプトプリンへの変更が検討される。用量依存性の副作用は，骨髄抑制，脱毛，肝炎（用量依存性の）などがあり，投与量の微量調整が必要な場合には6-メルカプトプリンへ変更する。近年，*NUDT15*遺伝子多型がアジア人においてチオプリンによる高度白血球減少症に関連することが報告され注目を集めており，現在保険収載に向けた研究が進められている[10]。またリンパ増殖性疾患が，チオプリン製剤未使用と比較し同剤内服中の炎症性腸疾患患者で発症リスクが高まることが報告されており，慎重な経過観察が必要である。

3．抗TNF-α抗体製剤

抗TNF-α抗体製剤は寛解導入効果のみならず寛解維持効果も有し，各生物学的製剤で寛解導入された症例では計画的維持投与が行われる。本邦では，2007年よりインフリキシマブ（レミケード®）の維持投与が，2010年よりアダリムマブ（ヒュミラ®）が保険収載されている。インフリキシマブはマウスのタンパク構造を有するキメラ型抗体で静注製剤であり，アダリムマブは完全ヒト型抗体で自己注射可能な皮下注製剤である。

インフリキシマブの寛解維持効果を大規模試験で証明したのがACCENT I trialであり，54週後の寛解維持率が28～38%とプラセボ群より有意に高い効果が得られた[11]。また外瘻に対してもプラセボ群と比較して有効であることがACCENT II trialで報告された[12]。寛解導入として5 mg/kgを，0，2，6週に投与し，以降は維持投与として8週ごとに投与する。アダリムマブの寛解維持効果はCHARM trialで示されている。52週後の寛解維持率は36%～41%であり，プラセボ群より有意に高い効果が得られた[13]。寛解導入と

して0週に160 mg，2週間後に80 mgを皮下注射し，有効例では4週目から40 mgを2週間隔ごとに継続する。インフリキシマブ治療歴にかかわらずアダリムマブの有効性が認められるが，インフリキシマブ治療歴のない抗TNF-α製剤ナイーブ例では，より寛解率が高い。

抗TNF-α抗体製剤は入院率や手術率を減少させることが知られている[2,3]。術後の再燃予防に対する抗TNF-α抗体製剤の有効性に関する報告もされている。インフリキシマブは術後1年間インフリキシマブの投与を受けた症例では，少なくとも5年の追跡期間において再手術を遅らせることが報告されている[14]。アダリムマブに関しては，アザチオプリンやメサラジンと比較して有意に臨床的および内視鏡的再燃を抑制することが示されている[15]。また近年，術後6ヵ月後の下部消化管内視鏡の所見により，抗TNF-α抗体製剤導入などの治療介入をした方が従来治療を行うより内視鏡的再燃率が低いとの報告もなされている[16]。

抗TNF-α抗体製剤に免疫調節薬を併用するかどうかについては現在議論の余地がある。インフリキシマブは，SONIC試験で免疫調節薬および生物学的製剤未使用症例において両者の併用が単独群と比較して26週後および50週後のステロイドフリー寛解維持率が高かった[17]。一方，別の試験では併用の有用性は証明されていないこと，すでに免疫調節薬を使用している症例に対する併用の意義など解決されていない問題もある。アダリムマブに関しては，免疫調節薬および生物学的製剤未使用症例において両者の併用が単独群と比較して26週後の臨床的寛解率に差はなかったとされている[18]。安全性においては，インフリキシマブと免疫調節薬併用時に，特に若年男性で予後不良の肝脾T細胞リンパ腫の発症リスクを高めることが報告されており留意すべき点である。

寛解導入・維持に抗TNF-α抗体製剤が有用であったにもかかわらず長期使用に伴って効果が減弱する（二次無効）症例がある。二次無効症例では，まず適切な画像診断により狭窄・膿瘍・腫瘍性病変などの合併を除外することが肝要である。現在，抗TNF-α抗体製剤の効果減弱例に対して，インフリキシマブの倍量10 mg/kg投与あるいは5 mg/kgの4週ごとの短縮投与，アダリムマブの倍量80 mg/kgの投与が認められている。

最新の治療と今後の展望

最近局所作用型のステロイド剤（ブデソニド）や抗IL-12/23p40抗体製剤（ウステキヌマブ）が保険収載となり，その有用性が期待されている。

ブデソニド（ゼンタコート®）は，病変局所で効果を発現し吸収後速やかに不活化され全身性の副作用が軽減されるステロイドで，2016年11月本邦で軽症から中等症の活動期クローン病に適応が認められた。病変の主座が回腸から上行結腸の場合に選択し，開始8週間を目安に継続投与が必要か検討を行う。寛解維持については副作用や副腎不全のリスクも考慮すると有用ではないと海外で報告されている[19]。基本的に寛解維持目的に使用されるべき薬剤ではないと考える。またウステキヌマブ（ステラーラ®）は，IL-12およびIL-23が共有するp40ユニットに高い親和性で結合し，IL-12およびIL-23が免疫細胞表面の受容体複合体に結合するのを阻止して生物活性を中和する。抗TNF-α抗体製剤で効果不十分であった症例を対象とした治験で，寛解導入および維持効果が示され[20]，抗TNF-α抗体製剤の二次無効症例への有用性が期待される。

クローン病の治療おいて，新規薬剤の開発や適応追加がなされ自然史の改善が期待される．しかし，生物学的製剤の開始時期や免疫調節薬との併用の是非，抗TNF-α抗体製剤の一次および二次無効症例への対応，生物学的製剤が休薬中止可能な症例の選定，粘膜治癒の評価法など解決されるべき課題も残されている．個々の症例の病態を深く理解し，適した治療選択を行っていくことが重要である．

文献

1) Peyrin-Biroulet L, Loftus EV Jr, Colombel JF et al：The natural history of adult Crohn's disease in population-based cohorts. Am J Gastroenterol **105**(2)：289-297（2010）
2) Baert F, Moortgat L, Van Assche G et al：Mucosal healing predicts sustained clinical remission in patients with early-stage Crohn's disease. Gastroenterology **138**(2)：463-468（2010）
3) Colombel JF, Rutgeerts PJ, Sandborn WJ et al：Adalimumab induces deep remission in patients with Crohn's disease. Clin Gastroenterol Hepatol **12**(3)：414-422（2014）
4) 潰瘍性大腸炎・クローン病治療指針　平成28年度改訂．厚生労働科学研究費補助金　難治性疾患克服研究事業「難治性炎症性腸管障害に関する調査研究」（鈴木班）平成28年度分担研究報告書，p.351-354
5) Dignass A, Van Assche G, Lindsay JO et al：The second European evidence-based consensus on the diagnosis and management of Crohn's disease：current management. J Crohn's Colitis **4**(1)：28-62（2010）
6) Gordon M, Naidoo K, Thomas AG et al：Oral 5-aminosalicylic acid for maintenance of surgically-induced remission in Crohn's disease. Cochrane Database Syst Rev（1）：CD008414（2011）
7) Chande N, Townsend CM, Parker CE et al：Azathioprine or 6-mercaptopurine for induction of remission in Crohn's disease. Cochrane Database Syst Rev（10）：CD000545（2016）
8) Chande N, Patton PH, Tsoulis DJ et al：Azathioprine or 6-mercaptopurine for maintenance of remission in Crohn's disease. Cochrane Database Syst Rev（10）：CD000067（2015）
9) Doherty G, Bennett G, Patil S et al：Interventions for prevention of post-operative recurrence of Crohn's disease. Cochrane Database Syst Rev（4）：CD006873（2009）
10) Yang SK, Hong M, Baek J et al：A common missense variant in NUDT15 confers susceptibility to thiopurine-induced leukopenia. Nat Genet **46**(9)：1017-1020（2014）
11) Hanauer SB, Feagan BG, Lichtenstein GR et al：Maintenance infliximab for Crohn's disease：the ACCENT I randomised trial. Lancet **359**（9317）：1541-1549（2002）
12) Sands BE, Anderson FH, Bernstein CN et al：Infliximab maintenance therapy for fistulizing Crohn's disease. N Engl J Med **350**：876-885（2004）
13) Colombel JF, Sandborn WJ, Rutgeerts P et al：Adalimumab for maintenance of clinical response and remission in patients with Crohn's disease：the CHARM trial. Gastroenterology **132**(1)：52-65（2007）
14) Regueiro M, Kip KE, Baidoo L et al：Postoperative therapy with infliximab prevents long-term Crohn's disease recurrence. Clin Gastroenterol Hepatol **12**(9)：1494-1502（2014）
15) Savarino E, Bodini G, Dulbecco P et al：Adalimumab is more effective than azathioprine and mesalamine at preventing postoperative recurrence of Crohn's disease：a randomized controlled trial. Am J Gastroenterol **108**（11）：1731-1742（2013）
16) De Cruz P, Kamm MA, Hamilton AL et al：Crohn's disease management after intestinal resection：a randomised trial. Lancet **385**（9976）：1406-1417（2015）
17) Colombel JF, Sandborn WJ, Reinisch W et al：Infliximab, azathioprine, or combination therapy for Crohn's disease. N Engl J Med **362**：1383-1395（2010）
18) Matsumoto T, Motoya S, Watanabe K et al：Adalimumab monotherapy and a combination with azathioprine for Crohn's disease：a prospective, randomized trial. J Crohn's Colitis **10**（11）：1259-1266（2016）
19) Kuenzig ME, Rezaie A, Seow CH et al：Budesonide for maintenance of remission in Crohn's disease. Cochrane Database Syst Rev（8）：CD002913（2014）
20) Feagan BG, Sandborn WJ, Gasink C et al：Ustekinumab as induction and maintenance therapy for Crohn's disease. N Engl J Med **375**（20）：1946-1960（2016）

特集：クローン病の最新薬物療法

今後本邦で承認が見込まれる
クローン病治療薬の特徴

渡辺憲治[*1)・**]・藤森絢子[**]・小柴良司[**]・藤本晃士[**]・
佐藤寿行[**]・木田裕子[**]・河合幹夫[*・***]・
上小鶴孝二[**]・高川哲也[*・***]・横山陽子[**]・
宮嵜孝子[**]・樋田信幸[**]・中村志郎[**]

Summary　クローン病薬物療法の概況と課題を基に，今後本邦での保険承認が期待される薬剤を概説した．クローン病診療を大きく変えた抗TNFα抗体製剤も二次無効をはじめいくつかの課題が浮かび上がってきており，作用機序の異なる新規薬剤の登場が潰瘍性大腸炎以上に期待される．生物学的製剤の開発は，注射製剤でも寛解維持療法は皮下注製剤，また低分子化合物やアンチセンスオリゴヌクレオチドによる経口製剤へと移行しつつあり，アドヒアランス向上による長期予後改善も期待される．臨床医には新規薬剤に目を奪われず，既存治療を含めた治療選択肢の適正な使い分けがますます求められる時代になる．

Key Words　クローン病／vedolizumab／filgotinib／upadacitinib／mongersen

はじめに

　潰瘍性大腸炎ほどではないが，本邦のクローン病（Crohn's disease：CD）患者も増加の一途をたどっており，本邦の患者数は7万人を越えたとも言われている．その治療は，5-アミノサリチル酸製剤やステロイド，免疫調節薬の他，本邦独自の治療として血球成分除去療法や成人に対する成分栄養療法などがある．特に抗TNFα抗体製剤はCDの治療方針や治療目標を大きく変えた．他治療に比べ有効性が高く速やかな寛解導入効果，同一薬剤の継続で寛解維持療法に移行できる点，いわゆる粘膜治癒に代表される従来より高い治療目標の達成とその長期維持による予後改善によりCD自然史を変える試みなど，その恩恵は多岐にわたる．インフリキシマブに始まった成功は，アダリムマブやゴリムマブなど製剤作成技術の進歩も相まって，各製薬企

[*]兵庫医科大学腸管病態解析学　1)特任准教授
[**]兵庫医科大学炎症性腸疾患内科

業に新規生物学的製剤開発を促進させる要因となった。それと共に高額な薬剤費による医療費高騰の課題やbiosimilarの登場なども近年注目されている。また2017年には抗TNFα抗体製剤以来の新たな作用機序の生物学的製剤としてインターロイキン12とインターロイキン23に共通するp40サブユニットに対する抗体ウステキヌマブが欧米と大きなdrug lagなく本邦で承認された。インフリキシマブのようなキメラ型抗体やアダリムマブのようなファージディスプレイ法で作成された抗体製剤とことなり、トランスジェニック法で作成されたウステキヌマブは免疫原性が低く、抗薬物抗体が作成され難いとも言われ、安定した長期寛解維持効果が期待されている。

しかし、CD診療を大きく変えた抗TNFα抗体製剤にも課題が指摘されている。投与しても効果がない一次無効、一旦効果があったのに効果が減弱する二次無効、乾癬に適応があるのに投与により乾癬様皮疹が生じる逆説的乾癬、感染症や悪性腫瘍合併の問題などである。二次無効に対する対策として免疫調節薬の他[1,2]、本邦で従来から用いられてきた成分栄養療法の併用も見直されており[3,4]、薬物濃度のモニタリングによる治療の最適化の検討も盛んに行われている[5]。

本稿では、今後本邦での承認が見込まれるCDに対する新規薬剤の概要を解説する。なお近く潰瘍性大腸炎に対する承認が見込まれているtofacitinibのCDに対する開発は2017年末現在で停止しており、本稿では記載しないこととした。

Vedolizumab

CDでは炎症部位に活性化した白血球が集簇し、血管内皮に結合して腸管内に侵入して炎症の増悪を招く。この血管内皮への結合に必要な接着分子の一つである$\alpha 4\beta 7$インテグリンに対する抗体製剤がvedolizumabで、すでに2014年に欧米で潰瘍性大腸炎やCDに対して保険承認されている。本邦では潰瘍性大腸炎に対する治験が先行しており、CDに対する保険承認は大きく遅れそうである。

CDに対する寛解導入と寛解維持に関する代表的な国際共同治験はGEMINI2 studyと言われ、2013年にSandbornらにより報告された[6]。近年の米国食品医薬品局（FDA）の方針により寛解導入は2つのコホートに対して検討が行われ、vedolizumabは合計976例に投与された（プラセボ148例）。プラセボ群とのランダム化比較試験だったコホート1における主要評価項目は投与6週目の寛解〔Crohn's Disease Activity Index（CDAI）150以下〕で、プラセボ群（148例）6.8％に対してvedolizumab群（220例：0週と2週に300 mgのvedolizumabを投与）14.5％で有意差（p＝0.02）を認めた。しかし、副次的に検討された6週目でのCDAI 100以上低下やCRP値については両群間で有意差はなかった。

コホート1の寛解導入成功例と実薬が投与されたコホート2の寛解導入成功例から最終的に461例がランダム化比較試験の寛解維持試験に登録され、300 mgのvedolizumabを8週毎に投与する群、4週毎に投与する群、プラセボ群の3群に割付された。主要評価項目は52週目の寛解維持率で8週毎投与群39.0％、4週毎投与群36.4％で、両群ともプラセボ群21.6％に対して有意差を認めた（P＜0.001, P＝0.004）。また抗vedolizumab抗体の出現率は4.0％であった。

本薬剤はすでに欧米から多数の検討結果が報告されており、本邦は特にCDで大きな遅れをとった形になっており、非常に残念である。潰瘍性大腸炎に対する6週目の有効性が

47.1％だったことを考えると[7]，CD に対しては有効性がやや劣るのではとの声も海外から耳にするが，その作用機序から全身への影響が乏しい腸管選択的薬剤である点は，他の生物学的製剤にない大きな利点である。例えば悪性腫瘍や感染症に対してリスクがある患者や高齢 CD 患者への投与などが期待でき，本邦での早期承認が待ち望まれている。静注製剤と皮下注製剤が存在する。

Filgotinib

インターロイキン 2 やインターロイキン 6 など多くのサイトカインは細胞膜の受容体を介して作用する。その受容体の細胞内の細胞膜近傍に会合するチロシンキナーゼが JAK（Janus kinase）であり，サイトカイン受容体が活性化されることで JAK が活性化され，基質である転写因子 STAT（signal transducers and activator of transcription）のチロシンリン酸化による核内移行が生じ，炎症遺伝子の誘導が惹起される。JAK1〜JAK3 まで広く抑制する tofacitinib と異なり，filgotinib は JAK1 選択的阻害剤で，tofacitinib の治験ではプラセボ群の有効率が高くて実薬群との有意差を認めなかったのに対し，有意差を認めた。CD では潰瘍性大腸炎よりインターフェロンγの関与が報告されているが，JAK1 は JAK3 と異なりインターフェロンによる刺激に関連する[8]。

代表的な国際治験は FITZROY study と言われ，欧州 9 カ国で実施された[9]。172 例が filgotinib 群（200mg 1 回投与，128 例）とプラセボ群（44 例）にランダム化され，寛解導入の主要評価項目である 10 週目の寛解導入率（CDAI 150 未満）は filgotinib 群（47％）でプラセボ群（23％）に比べ有意に高率であった（P＝0.0077）。この寛解導入療法での responder は，filgotinib 100 mg か 200 mg，プラセボの 3 群にランダム化され，20 週目まで有害事象についてフォローされており，filgotinib 群が 9％，プラセボ群 4％の発生率であった。

分子量 425 の低分子化合物で，経口製剤である。現在，上記の第Ⅱ相試験を受け，第Ⅲ相の国際共同治験が行われており，寛解維持療法の効果も検討されている。

Upadacitinib

Filgotinib 同様，JAK1 選択的阻害剤で，分子量 380 の低分子化合物による経口製剤である。現在，CD に対する第Ⅱ相国際共同治験が進行中であり，臨床的な有効性のデータは発表されていない。Upadacitinib は第 2 世代の JAK1 選択的阻害剤と言われ，filgotinib に比べ選択性が向上している。しかし，その選択性が有効性の増大と安全性の軽減につながるかは，これからの検討課題である[10]。

Mongersen

TGFβ/BMP ファミリーのシグナル伝達に重要な細胞内因子である SMAD ファミリー蛋白質の一つ SMAD7 の発現が CD 患者では増加しており，それにより抗炎症性サイトカインである TGF-β1 の活性が低下している。mongersen は SMAD7 と競合するアンチセンスオリゴヌクレオチドで，経口剤である。

本薬剤の第Ⅱ相試験の結果は，炎症性腸疾患専門家のみならず，製薬企業の高い注目を集めた[11]。mongersen の 1 日 1 回 2 週間投与を 10 mg/日，40 mg/日，160 mg/日の 3 群およびプラセボ群の 4 群にランダム化割付し，主要評価項目は 15 日目の寛解導入率（CDAI 150 未満）であった。Mongersen 40 mg（55％），

160 mg（65％）の寛解導入率で，プラセボ群（10％）に比べ有意に高率であった（P＜0.001）。

最近では12週までの臨床的有効性，内視鏡的有効性と安全性についての報告も公表されたが[12]，核酸医薬であるがゆえ，長期の有効性と共に安全性が，他剤に比べてより重要視されると思われる。寛解維持療法を含めた長期安全性に関する結果が待ち望まれる。

Adalimumab biosimilar

インフリキシマブ同様，アダリムマブに対するbiosimilar製剤が2016年に米国で，2017年に欧州で承認された。アダリムマブは医薬品の売り上げで世界第一位の薬品で，昨今では先発品を開発するようなMega Pharmaがbiosimilarの開発にも乗り出すケースが散見されるようになってきている。本邦での特許切れも眼前で，インフリキシマブのbiosimilar同様，外挿による適応拡大が承認されるのかも注目される。現状では関節リウマチや乾癬に関するデータのみで炎症性腸疾患に対する臨床的有効性と安全性の結果は公表されていない[13]。

おわりに

抗TNFα抗体製剤を含むCDに対する既存治療の課題を克服し，CD患者の予後改善を図るべく，今後も新規CD治療薬の開発は続いていく。特に低分子化合物による経口製剤は非常に魅力的である。潰瘍性大腸炎よりもCDの方が抗TNFα抗体製剤による治療を要する割合が高く，それだけ抗TNFα抗体製剤の課題に直面している。確かに無造作な投与は医療費高騰に結びつくが，医療が患者のために行われる以上，新たな有効性を有する新規薬剤から目を背けることはできない。我々臨床医や臨床研究者は，それらの薬剤をいかに根拠を持って適切に使い分けるかが大切である。そこには薬剤の選択や投与開始時期，投与開始後の有効性の判定方法や判定時期，有害事象のモニタリングから投与中止の見極めまで，多岐の検討すべき課題がある。新規薬剤が注目される時期がしばらく続きそうであるが，CD患者のために，すべきことを見極めて，診療や臨床研究に従事して参りたい。

文 献

1) Matsumoto T, Motoya S, Watanabe K et al：Adalimumab Monotherapy and a Combination with Azathioprine for Crohn's Disease：A Prospective, Randomized Trial. J Crohns Colitis **10**：1259-1266（2016）

2) Nakase H, Motoya S, Matsumoto T et al：Significance of measurement of serum trough level and anti-drug antibody of adalimumab as personalised pharmacokinetics in patients with Crohn's disease：a subanalysis of the DIAMOND trial. Aliment Pharmacol Ther **46**：873-882（2017）

3) Kamata N, Oshitani N, Watanabe K et al：Efficacy of concomitant elemental diet therapy in scheduled infliximab therapy in patients with Crohn's disease to prevent loss of response. Dig Dis Sci **60**：1382-1388（2015）.

4) Sugita N, Watanabe K, Kamata N et al：Efficacy of a concomitant elemental diet to reduce the loss of response to adalimumab in patients with intractable Crohn's disease. J Gastroenterol Hepatol（2017）doi：10.1111/jgh.13969［Epub ahead of print］

5) Watanabe K, Matsumoto T, Hisamatsu T et al：Clinical and Pharmacokinetic Factors Associated With Adalimumab-Induced Mucosal Healing in Patients With Crohn's Disease. Clin Gastroenterol Hepatol（2017）doi：10.1016/j.cgh. 2017.10.036.［Epub ahead of print］

6) Sandborn WJ, Feagan BG, Rutgeerts P et al：Vedolizumab as induction and maintenance therapy for Crohn's disease. N Engl J Med

7) Feagan BG, Rutgeerts P, Sands BE et al : Vedolizumab as induction and maintenance therapy for ulcerative colitis. N Engl J Med **369**:699-710（2013）
8) De Vries LCS, Wildenberg ME, De Jonge WJ et al : The Future of Janus Kinase Inhibitors in Inflammatory Bowel Disease. J Crohns Colitis **11**:885-893（2017）
9) Vermeire S, Schreiber S, Petryka R et al : Clinical remission in patients with moderate-to-severe Crohn's disease treated with filgotinib（the FITZROY study）: results from a phase 2, double-blind, randomised, placebo-controlled trial. Lancet **389**:266-275（2017）
10) Schwartz DM, Kanno Y Villarino A et al : JAK inhibition as a therapeutic strategy for immune and inflammatory diseases. Nat Rev Drug Discov **16**:843-862（2017）
11) Monteleone G, Neurath MF, Ardizzone S et al : Mongersen, an oral SMAD7 antisense oligonucleotide, and Crohn's disease. N Engl J Med **372**:1104-1113（2015）
12) Feagan BG, Sands BE, Rossiter G et al : Effects of Mongersen（GED-0301）on Endoscopic and Clinical Outcomes in Patients With Active Crohn's Disease. Gastroenterology **154**:61-64（2018）
13) Danese S, Bonovas S, Peyrin-Biroulet L : Biosimilars in IBD : from theory to practice. Nat Rev Gastroenterol Hepatol **14**:22-31（2017）

資料・消化器疾患関連学会開催日程（2018年2月10日～6月30日）

◆第90回日本胃癌学会総会
・会期：2018年3月7日（水）～9日（金）
・会場：パシフィコ横浜（横浜市）
・会長：片井 均（国立がん研究センター中央病院副院長，胃外科長）

◆第54回日本腹部救急医学会総会
・会期：2018年3月8日（木）～9日（金）
・会場：京王プラザホテル（東京都新宿区）
・会長：山本雅一（東京女子医科消化器・一般外科教授）

◆第115回日本内科学会総会・講演会
・会期：2018年4月13日（金）～15日（日）
・会場：京都勧業館（みやこめっせ）ほか（京都市）
・会長：河野修興（広島都市学園大学・広島大学名誉教授）

◆第104回日本消化器病学会総会
・会期：2018年4月19日（木）～21日（土）
・会場：京王プラザホテル（東京都新宿区）
・会長：小池和彦（東京大学大学院医学系研究科消化器内科学教授）

◆第95回日本消化器内視鏡学会総会
・会期：2018年5月10日（木）～12日（土）
・会場：グランドプリンスホテル新高輪　国際館パミール（東京都港区）
・会長：五十嵐良典（東邦大学医療センター大森病院消化器内科教授）

◆第30回日本肝胆膵外科学会学術集会
・会期：2018年6月7日（木）～9日（土）
・会場：パシフィコ横浜（横浜市）
・会長：遠藤 格（横浜市立大学医学部消化器・腫瘍外科学主任教授）

◆第57回日本消化器がん検診学会総会
・会期：2018年6月8日（金）～9日（土）
・会場：新潟県民会館・りゅーとぴあ（新潟市）
・会長：成澤林太郎（新潟県立がんセンター新潟病院内科臨床部長）

◆第54回日本肝臓学会総会
・会期：2018年6月14日（木）～15日（金）
・会場：大阪国際会議場ほか（大阪市）
・会長：西口修平（兵庫医科大学内科学肝胆膵科主任教授）

◆第72回日本食道学会学術集会
・会期：2018年6月28日（木）～29日（金）
・会場：ホテル東日本宇都宮（宇都宮市）
・会長：加藤広行（獨協医科大学第一外科教授）

◆第49回日本膵臓学会大会
・会期：2018年6月29日（金）～30日（日）
・会場：和歌山県民文化会館ほか（和歌山市）
・会長：山上裕機（和歌山県立医科大学外科学第2講座教授）

CLOSE-UP：炎症性腸疾患に対する非薬物療法

無床診療所におけるGMA療法を用いた潰瘍性大腸炎治療マネジメント

増田　勉[*]・稲次直樹[**]・吉川周作[**]・内田秀樹[**]・
樫塚久記[**]・横谷倫世[**]・山岡健太郎[**]・
稲垣水美[**]・横尾貴史[**]

Summary

　本邦において患者数が年々増加傾向にある潰瘍性大腸炎は，主として大腸の粘膜と粘膜下層を侵す原因不明の疾患である。再燃や寛解を繰り返す患者が多く，長期間の医学管理が必要とされる。近年，潰瘍性大腸炎に対する治療選択肢が増えてきているものの，依然として副腎皮質ステロイド薬による寛解導入が一般的に行われている。その効果は広く認められているが，長期経過を辿るとステロイド依存性や副作用の発現が問題となり，患者のquality of lifeを低下させている。本稿では，ステロイド減量効果が期待される血球成分除去療法の有用性について当院での治療成績を示すとともに，病診連携を利用した潰瘍性大腸炎治療マネジメントについて述べる。

Key Words

潰瘍性大腸炎／血球成分除去療法／病診連携

◇ はじめに ◇

　潰瘍性大腸炎（ulcerative colitis：UC）の治療にあたり，活動期の寛解導入が目的であるのか，寛解維持のための治療であるのか，重症度，病変部位以外にも罹病期間，難治性，悪性腫瘍やウイルス疾患の合併，挙児希望や妊娠例，高齢などの患者の背景因子を考慮することが重要である。近年，UCに対して生物学的製剤の抗TNF-α抗体や免疫調節薬の効果が認められ治療選択肢は増えてきているが，5-アミノサルチル酸（5-ASA）製剤と副腎皮質ステロイド薬が基本治療薬である。5-ASA製剤は寛解導入のみならず服薬アドヒアランスが寛解維持にも寄与する治療薬で，不耐などの特別な場合を除き，重症度に関わらず多くの患者で長期間服用される治療薬である。一方，ステロイドは寛解導入療法において第一選択薬とされているが，効果発現後は漸減し長期間の使用を避けるべき薬剤であ

[*] 健生会生駒胃腸科肛門科診療所
[**] 健生会土庫病院奈良大腸肛門病センター

る。本稿では、UCの治療においてステロイドと非薬物療法である血球成分除去療法（CAP）を併用することによる、ステロイド生涯総投与量の減少やステロイド依存例発生の回避の可能性を述べる。

UC治療におけるステロイド療法の問題点

UCの再燃増悪時には、ステロイド投与による寛解導入を図るのが一般的である。しかしながら、全身投与を受けると難治性のステロイド抵抗性やステロイド依存性になる。Khanらは初回ステロイド治療症例を対象とした長期転帰の観察研究で、投与開始2年以内のステロイド治療の再導入率は65％にも上ったと報告している[1]。さらにステロイド量の漸減方法が明確に確立されていないことや、再燃の度にステロイドを投与した場合、患者のステロイド生涯総投与量は非常に多量になることも問題である。特にステロイド全身投与を要するほどの強い炎症を持つ症例は再燃し易いので、再燃、ステロイド投与の悪循環に陥りやすい。投与量が多くなれば、多岐にわたるステロイドの副作用発現リスクが高まることは周知の通りである。その発現率は、ステロイド総投与量が1,000 mgで40％、10,000 mgでは60％と高まり、ステロイド総投与量に相関する[2]。手術適応となるのは、内科的治療で十分な効果がなく、日常生活が困難になるなどquality of lifeが低下した症例だけでなく、重症の副作用が発現、または発現する可能性のある症例で[3]、ステロイドの繰り返し投与すなわちステロイド総投与量が多くなるほど入院や手術のリスクが高まることになる。

長期経過におけるUCの再燃回数

UCは臨床経過により、発作が1回だけの初回発作型や再燃寛解を繰り返す再燃寛解型などに分類される。難治性炎症性腸管障害に関する調査研究班（IBD研究班）の2006年度の調査では、再燃寛解型は52％と報告され[4]、20％を占める初回発作型も将来再燃をきたし、再燃寛解型となる可能性が大きく、患者の多くは再燃を経験すると思われる。海外からも10年間のうち90％以上の患者が複数回の再燃を来したと報告されている[5]。特にステロイド全身投与を要するほどの強い炎症を持つ症例は再燃し易く、一生涯のうち複数回の再燃に見舞われると考えられる。

UC寛解導入時治療における、治療指針に基づいたステロイド使用方法

IBD研究班によるUCの治療指針によると、左側大腸炎型・全大腸炎型の中等症の治療では、炎症反応や症状が強い場合は、軽症の治療に加えてプレドニゾロン（PSL）1日30〜40 mgの経口投与を初期より行ってもよいとし、増悪する場合もPSL 1日30〜40 mgの経口投与を併用、効果が得られたら20 mgまで漸次減量し、以後は2週間毎に5 mg程度ずつ減量とある[6]。治療指針通りに使用した場合のステロイド投与量と減量スケジュールを図1に示す。投与量1日40 mgでは、1,190 mgとなり、投与期間は最長70日間となる。このような使用方法であると、ステロイドの重篤な副作用が発現すると言われている10,000 mgには、9回の再燃で到達してしまう。

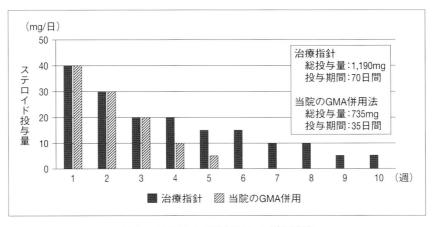

図1　ステロイド投与量および漸減法

◇ 非薬物療法であるCAP ◇

UCに対して末梢血中の活性化した白血球を除去するCAPの有効性が下山らによって報告され[7]，現在，本邦では顆粒球吸着療法（granulocyte/monocyte adsorption apheresis：GMA）と白血球除去療法（leukocytapheresis：LCAP）が広く普及されている。GMAで用いられるアダカラム®は2000年4月に，また翌年にはLCAPのセルソーバEがUCの寛解導入治療に用いられる特定保険医療材料として保険収載された。その後，GMAは活動期クローン病の寛解導入療法としても2009年から保険適用されている。

血球成分除去療法は，体外循環療法であるため生理食塩液や抗凝固剤としてヘパリンあるいはメシル酸ナファモスタットを使用するのみで基本的に他の薬剤は使用しない。

◇ ステロイドの減量〜単独治療とGMA併用での比較〜 ◇

治療指針に基づいたステロイド治療法において，PSL 30 mgで投与開始した場合，1週毎に10 mg減量出来たと仮定すると，総投与量は910 mgとなり，ステロイド離脱まで63日を要する。PSL 40 mgでは，総投与量は1,190 mgとなりステロイド離脱まで70日を要する。いずれにしてもステロイド中止まで2ヵ月以上かかる。

ステロイドの生涯総投与量を減らすために，ステロイド使用時は，投与量の減量，投与期間の短縮を図るべきと考える。そこで，当院ではステロイド減量効果を有するGMAを併用し炎症性腸疾患の治療にあたっている。GMAを併用した際の当院で実践しているステロイド減量法では，PSL 40 mgでは，1週毎に10 mg減量出来たと仮定すると，総投与量は735 mgとなりステロイド離脱まで35日である。また，投与開始がPSL 30 mgの場合，総投与量は455 mgで，ステロイドの離脱に要する期間は28日となる。

◇ GMA併用寛解導入治療におけるステロイド総投与量及び投与期間の検討 ◇

当院では，速やかなUCの寛解導入を目標とし，GMAをステロイドと同時併用あるいは単独で外来で早めに施行している。

そこで実際にGMA併用によりステロイド総投与量の減量，投与期間の短縮が可能かど

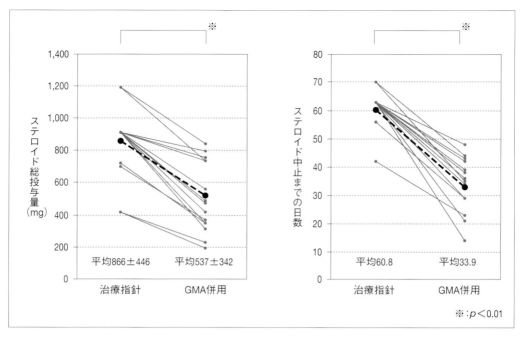

図2 治療指針とGMA併用時における総ステロイド量・ステロイド中止までの日数の比較

表1 GMA併用ステロイド投与症例の背景

平均年齢（歳）	45.2±38
性別（男性/女性）	12/7
平均罹病期間（月）	117±263
罹患範囲	
左側大腸炎型	7 (36.8%)
全大腸炎型	12 (63.2%)
P-Mayo Score	7.0±4.0
先行投与薬	
5-ASA	
投与人数	17 (89.5%)
投与量（mg/日）	2,763±1,263
GMA施行前ステロイド投与量	
投与人数	19 (100%)
投与量（mg/日）	28±13

うか検証した。2009年1月から2015年8月までの期間で，UC増悪時にPSLとGMAで寛解導入した生物学的製剤未使用の19例を対象とした。表1に患者背景を示す。これらの症例に対して，治療指針に即しPSLを用いたと仮定し，PSL投与開始から中止までに要する期間と投与量について算定した。実際に治療した当院のGMA併用のPSL投与群では，PSL総投与量が平均537±342 mgで，PSL中止までの平均日数は33.9日であった。治療指針準拠群のPSL総投与量は平均866±446 mgで，PSL中止までの平均日数は60.8日と推算され，両群間で有意な差を認めた（$p<0.01$）（図2）。以上のことから，GMA治療は，再燃時にPSLと併用することで，PSL総投与量の減量と投与期間短縮に繋がり，長期予後成績を改善させ得る治療と考えられた。

　Yamamotoらも初発中等症UCを対象としGMA療法早期導入の5年間の長期的臨床効果について調査し，再燃1回あたりのステロイド平均投与量は，GMA併用群で417±51 mg vs ステロイド群：857±28 mg（$p<0.0001$）とGMA併用群で有意に低く，ステロイドの総投与量，ステロイド依存性になる患者割合ならびにステロイド関連副作用の発現頻度もGMA併用群で有意に低かったと報告している。GMAを発症早期から導入することで，ステロイドの使用量を減らすことが

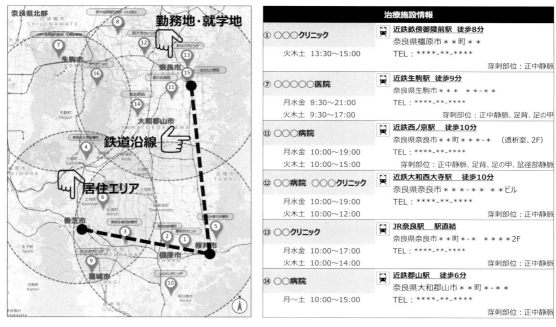

図3　病診連携のための施設マップ

でき，その結果，ステロイド依存性になる患者の率も減らすことができる可能性があると述べられている[8]。

◇ 目指すべきUC治療 ◇

再燃の度に入院や手術を要しない，また薬剤の副作用に悩まされることのない健常人と同じ社会生活が送れる治療が望まれる。そのためステロイドフリーでの臨床症状の消失，長期寛解に繋がる内視鏡的寛解・粘膜治癒を速やかにもたらす必要がある。またステロイドの生涯総投与量を減らすために，ステロイド使用時は投与量の減量，投与期間の短縮を図るべきである。そして非薬物療法のCAPを早期に施行し，速やかに寛解導入させ入院を回避することが重要であると考える。

◇ 病診連携 ◇

実臨床において，CAPによるステロイド減量効果を活かすため，再燃時には速やかな導入が望まれる。病診連携によるCAP施行の医療環境を整えることにより，患者は数多い医療機関の中から自宅や勤務先に近くて希望に合う曜日・時間帯で施行している治療施設を選べ（図3），会社または学校を休まずに治療を受けいれることができる。炎症性腸疾患（IBD）の診療医療機関においては，血管穿刺の手技，GMA療法施行中の管理など体外循環の手技から開放され，また自院のCAP施行のキャパシティを考慮せず処方できる。受け入れ先の透析施設などでは，GMA療法の手技料などの収入が増す。以上のことから，病診連携は3者全てが利益を得るシステムといえる（図4）。

◇ おわりに ◇

現時点では根治療法がなく，再燃寛解を繰り返すUC治療において，安心・安全の外来治療を行い，速やかに寛解導入することが重要である。入院・手術せずに済み，患者の

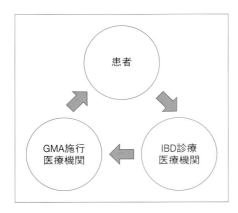

図4　GMA療法における連携

quality of life を高めることが求められている。当院の治療成績では，基準治療薬のステロイドに非薬物療法のGMAを併用することにより，ステロイド総投与量の減量，投与期間の短縮に結びついた。病診連携し，外来で早めにCAP療法を導入することが，UC患者の長期予後を改善させると思われる。

◆ 文　献 ◆

1) Khan N, Abbas A, Williamson A *et al*：Prevalence of corticosteroids use and disease course after initial steroid exposure in ulcerative colitis. Dig Dis Sci **58**：2963-2969（2013）
2) 中村光宏, 池内浩基, 中埜廣樹ほか：潰瘍性大腸炎患者のステロイド総投与量と副作用の検討. 日臨外会誌 **66**：1008-1011（2005）
3) 松本譽之：潰瘍性大腸炎治療指針改訂. 厚生労働科学研究費補助金　難治性疾患克服研究事業　難治性炎症性腸管障害に関する調査研究（渡辺班）　平成21年度総括・分担研究報告書（2010）p. 44-52
4) 名川弘一, 日比紀文, 下山 孝ほか：厚生労働科学研究費補助金　難治性疾患克服研究事業「難治性炎症性腸管障害に関する調査研究」班「データベースの拡充・活用」プロジェクト研究　2006年度報告書（2007）p. 1-16
5) Solberg IC, Lygren I, Jahnsen J *et al*：Clinical course during the first 10 years of ulcerative colitis：results from a population-based inception cohort（IBSEN Study）. Scand J Gastroenterol **44**：431-440（2009）
6) 平成28年度　改訂版（平成29年3月31日）　潰瘍性大腸炎・クローン病　診断基準・治療指針. 厚生労働科学研究費補助金 難治性疾患等政策研究事業「難治性炎症性腸管障害に関する調査研究」（鈴木班）　平成28年度分担研究報告書別冊（2017）p. 4-11
7) 下山 孝, 澤田康史, 田中隆夫ほか：潰瘍性大腸炎の最近の進歩-体外循環を応用する白血球除去療法-活動期における顆粒球吸着療法-多施設共同　無作為割付比較試験-. 日本アフェレシス学会雑誌 **18**：117-131（1999）
8) Yamamoto T, Umegae S, Matsumoto K：Long-term clinical impact of early introduction of granulocyte and monocyte adsorptive apheresis in new onset, moderately active, extensive ulcerative colitis. J Crohns Colitis **6**：750-755（2012）

JIMRO

難治性疾患治療の選択肢を広げる

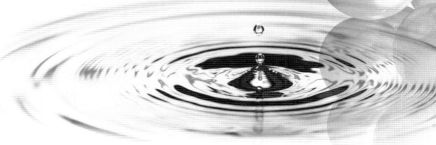

Adacolumn®
血球細胞除去用浄化器
アダカラム® [保険適用]

特 徴

- アダカラムは、活動期潰瘍性大腸炎および活動期クローン病の寛解を促進、症状を改善する治療用医療機器です。
- 全身治療を必要とする膿疱性乾癬に対する効能が認められています。
- アダカラムは、末梢血中の顆粒球および単球を選択的に吸着する、体外循環用カラムです。
- 治療時間が60分と短く、患者さんの負担が少なくてすみます。

治療模式図

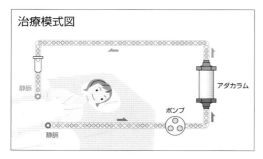

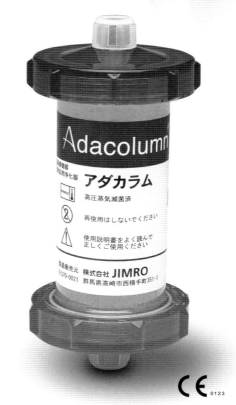

効能・効果、禁忌、使用上の注意等については、添付文書または製品情報概要をご参照下さい。　　医療機器承認番号：21100BZZ00687000

資料請求先
株式会社 JIMRO 東京事務所 学術部

〒151-0063　東京都渋谷区富ヶ谷2-41-12 富ヶ谷小川ビル
TEL：0120-677-170(フリーダイヤル)　FAX：03-3469-9352
URL：http://www.jimro.co.jp

CLOSE-UP：炎症性腸疾患に対する非薬物療法

クローン病に対する顆粒球・単球吸着除去療法

吉村直樹*

Summary

クローン病（CD）に対する顆粒球・単球吸着除去療法（GMA）は2009年1月に保険適用となった。当初は週1回という制限があったが，多施設共同試験により集中治療の有効性が確認され2016年4月に集中治療が可能となった。本療法は今日，活動期中等症から重症CDの非薬物療法として定着しているが，エビデンスはまだ少なく，確立されていないのが現状である。今後はCD治療の主役である生物学的製剤との住み分け，あるいは生物学的製剤とコラボレーションすることでGMAの特長を活かした治療戦略が拡がり，CD患者の寛解導入率とQOLのさらなる向上が期待できる。

Key Words

クローン病／GMA／集中治療／生物学的製剤／optimization

◇ はじめに ◇

クローン病（Crohn's disease：CD）は原因不明の再燃と寛解を繰り返す慢性の炎症性腸疾患である。本疾患の原因は解明されていないが，遺伝的素因などを背景に食事抗原や腸内細菌などの腸管腔内の抗原に対する免疫異常が近年注目されており，これに感染や他の環境因子が複雑に絡み合って病変が形成されると考えられている。本邦においても食生活の欧米化に伴い年々患者数は増加しており，2016年度の患者数は医療受給者証の交付件数から4万人を超えている。原因が不明であるため根治的治療はなく栄養療法や薬物療法による対症療法が以前より中心となっているが，薬物療法の基本は5-アミノサリチル酸（5-ASA）製剤を投与し，不十分な場合はステロイド（PSL），免疫調節薬を併用する。しかし，栄養療法や5-ASA製剤，PSLなどの既存の薬物療法を施行してもコントロール不良で大出血，瘻孔，狭窄などの合併症で手術となる難治性症例も少なくない。近年登場した生物学的製剤の一つである抗TNF-α抗体製剤は，中等症以上の難治性症例に対する強力な寛解導入効果と長期的な寛解維持効果を併せ持つ薬剤であり，今日CD治療の主役となってい

*JCHO東京山手メディカルセンター炎症性腸疾患内科 診療部長

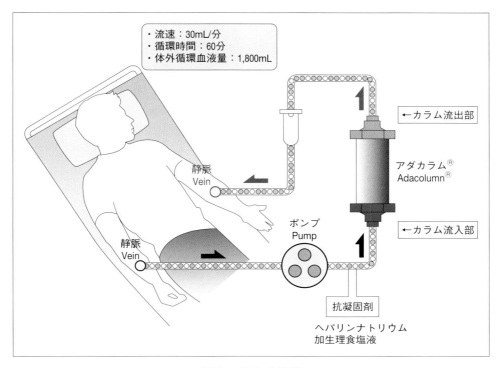

図1　GMAの実際

る。一方で2000年に潰瘍性大腸炎（ulcerative colitis：UC）で保険適用となった血球成分除去療法の1つである顆粒球・単球吸着除去療法（granulocyte and monocyte adsorptive apheresis：GMA）は非薬物療法であるのでPSL，抗TNF-α抗体製剤などの薬物療法と比べ副作用は少なく，2009年1月に既存治療に抵抗性の大腸病変を有する大腸型または小腸・大腸型の活動期CDにおいて保険適用となった。しかし，CDにおけるGMAの有効性についての報告はこれまで散見されるが[1〜5]，有効性，最適な運用についてのエビデンスはまだ少なく，確立されていないのが現状である。本稿ではクローン病におけるGMAの最適化（optimization）について多施設共同試験の結果と当院での自験例を踏まえて概説する。

◇ クローン病におけるGMA ◇

GMAは今日臨床の場で広く用いられており，特にUCにおいてはPSLに代わる標準的初期治療法となっている。GMAは左右の肘静脈などを利用して一方の肘静脈から脱血された血液をヘパリンなどの抗凝固剤を用いてもう一方の肘静脈に返血する体外循環療法である。本療法で用いるアダカラム®には特殊加工した直径2 mmの酢酸セルロースビーズが充填されており，その中を血液が還流することで催炎性の顆粒球・単球が選択的に吸着される[6,7]。通常，流速30 mL/分で60分間血液を還流させるため1回のGMAによる体外循環血液流量は原則1,800 mLである（図1）。UCの治験時のGMAの有効率は58.5％と報告されており薬物群と同等以上の有効性が認められたが，副作用の発現率は8.5％で薬物群の42.9％と比べて有意に低く安全性にも問

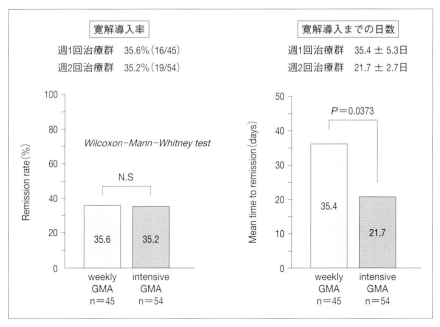

図2　寛解導入率と寛解導入までの日数

（文献11より作図）

題ないことが証明された[8]。保険認可時は週1回法という規定があったが，多施設共同無作為割付比較試験により週2回法の有用性が証明され[9,10]，2010年4月にはGMAの集中治療が可能となり，週2～3回施行する集中治療が今日UCにおける標準的治療法となっている。

　CDにおけるGMAの有効性は2003年にMatsuiらにより初めて報告された[1]。既存治療に抵抗性の7例のCD患者を対象とした探索的試験で，5例で有効性を認めた。その後，経腸栄養剤，5-ASA製剤，ステロイドなどの既存治療で改善を認めない大腸病変主体の21例に対し，open-labelの多施設共同試験が施行され11例（52.4％）で有効性を認め，治療後のCrohn's disease activity index（CDAI）も有意に低下しており，CDに対するGMAの有効性が確認された[2]。この結果を踏まえて，2009年に既存治療に抵抗性の大腸病変を有する大腸型または小腸・大腸型の活動期CDにおいてGMAが保険適用となった。しかし，CDにおいても当初は週1回という制限があったため，集中治療のエビデンスを構築するために多施設共同無作為割付比較試験が実施され週1回法と2回法の有効性，安全性が検証された[11]。大腸型もしくは小腸・大腸型のCDでCDAIが200以上450未満で既存治療で効果不十分または抵抗性の患者99例を対象とし，週1回または週2回治療群に無作為に割付けて主要評価項目として効果判定時の寛解導入（CDAI<150）率，副次評価項目として治療前後のCDAIの変化，寛解導入までの期間を検証した。両群間で寛解導入率では有意差を認めなかったが，寛解導入までの期間は週2回治療群のほうが有意に短かった（図2）。CDAIについて検証すると両群とも治療前に比べ治療後は有意に低下していた（図3）。また，CDAI低下率は両群間で差を認めなかったが，CDAIの経時的変化をみると週2回治療群は週1回治療群に比べ，

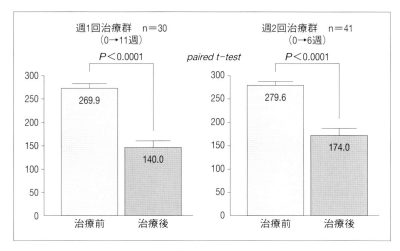

図3　治療前後におけるCDAIの推移
(Study of intensive versus weekly GMA in active Crohn's disease；サブ解析)

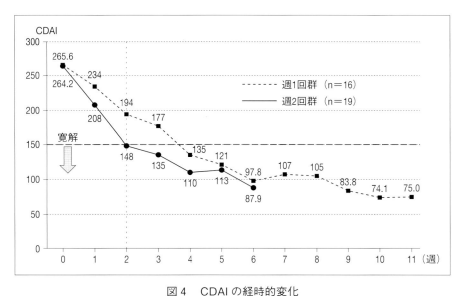

図4　CDAIの経時的変化
(Study of intensive versus weekly GMA in active Crohn's disease；サブ解析)

早期に寛解導入レベルに達した（**図4**）。副作用発現率は週1回治療群24.4％，週2回治療群20.4％であり，両群間で差を認めず，副作用による治療中止例はなかった。以上から，GMAの週2回集中治療は週1回法に比べ，寛解導入率については差を認めなかったものの寛解導入までの期間は短縮でき，また，週2回施行しても副作用の発現が増すことはなくGMAの安全性は担保されていることが示

唆された。本試験には当院の症例も19例含まれており，週2回法が著効した症例を提示する。29歳女性の大腸型CD（CDAI：324）で，前回増悪時もGMA（週1回法）で寛解導入できたため，今回も再燃に際しPSL投与ではなくGMA治療を希望。本試験では週2回法に割付けられ，2週間で寛解導入（CDAI：150）が達成でき3週間で退院できた。退院後も外来でGMAを継続，GMA10回施行後に

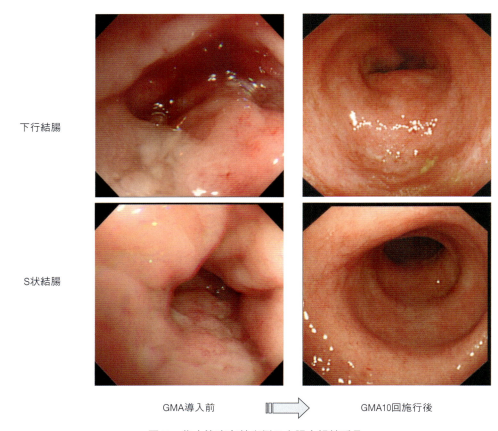

下行結腸

S状結腸

GMA導入前　⇒　GMA10回施行後

図5　集中治療有効症例の大腸内視鏡所見

大腸内視鏡検査を施行したところ，内視鏡所見でも寛解を認めた（図5）。

◇ GMAの最適化を目指して ◇

　GMA集中治療の適応追加によりCDにおいても早期の寛解導入が可能になったが，今後はGMAの特長を活かすような運用，すなわち最適化をはかることが必要になる。GMAの有効率を向上させるために必要な施行回数の問題は集中治療の適応によりクリアされたが，1回の施行当たりの血液処理量の問題がまだ残っている。以前，筆者らはUCにおいて体重により処理量を変えるという高処理法GMAは通常法に比べ，有意に高い有効性を示すことを報告した[12]。これを踏まえた上で当院でも入院中の中等症CD患者4例に高処理法でGMAを連日施行したところ，2週間で寛解導入できた著効症例を2例経験した。今後も入院患者を中心に高処理による集中治療の症例数を増やし，検証を行う予定である。

　今日，CD治療の主役は言うまでもなく生物学的製剤（Biologics；Bio製剤）であり，Bio製剤により迅速かつ確実な寛解導入と粘膜治癒が期待できる。一方でGMAはPSL，Bio製剤などの薬物療法と比べ副作用は少なく，安全性を重視した治療オプションである。したがって，CD治療においてGMAの特長を活かした治療戦略を拡げるためには適応症例についてBio製剤との住み分けを明確にする必要があり，この際に参考になるのが内視鏡所見である。すなわち，深掘れ潰瘍を認め

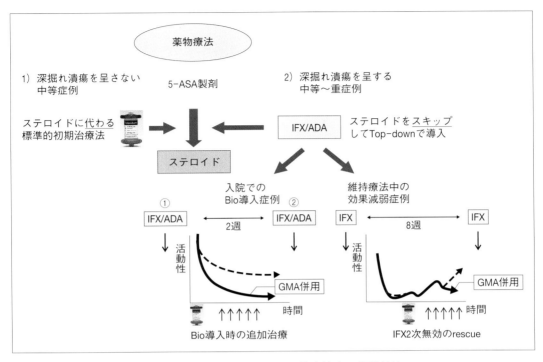

図6 CD治療におけるGMA集中治療の位置付け

ないアフタ，浅い潰瘍だけの症例ならGMA単独でも寛解導入が可能であり，GMAが今後PSLに代わる標準的初期治療法に成り得ると思われる。一方，深掘れ潰瘍を認める症例はGMAやPSLのみでは寛解導入が困難であり，早期からBio製剤を使うことで迅速で確実な寛解導入が期待できるが，Bio製剤では今日，寛解維持療法中の効果減弱が問題となっている。効果減弱症例に対しては以前よりPSLの短期投与，抗TNF-α抗体製剤の増量や他のBio製剤へのスイッチが行われていたが，GMAも効果減弱に対する有用な戦略と成り得ることがこれまで報告されている[13,14]。例えば，インフリキシマブ（infliximab：IFX）は8週間隔で維持投与を行うが，8週間効果が持続しない効果減弱症例において次回のIFX投与前にGMAを週2回法で5回程度導入することで効果減弱が回避できると思われる。多施設共同試験における

GMA集中治療は週2回の施行であったが，保険適用上は10回までなら連日施行も可能である。ただ，外来で施行する場合は通院などの問題から連日での施行は難しく，週3回程度が限度と思われるが，入院患者なら通院の手間もなく，またブラッドアクセスも確保されていることから連日施行しても患者の負担は少ない。さらに，DPC対象病院においてUCと異なりCDでの入院GMA治療は出来高算定である。したがって，入院症例の場合，内視鏡所見で深掘れ潰瘍を認めない症例はGMA単独での寛解導入が可能でありGMAを連日施行する短期集中治療により寛解導入までの期間と入院期間を短縮できる。また，深掘れ潰瘍を呈しBio製剤を導入した症例では，初回投与から2回目投与までの2週間にGMAを連日施行する強化治療を追加することで，より確実な寛解導入が期待できる。以上よりCD症例におけるGMA集中治療の最

適応症例は深掘れ潰瘍を呈さない 5-ASA 製剤抵抗性中等症例で GMA が今後 PSL に代わる標準的初期治療法に成り得る。また，入院で Bio 製剤を導入した際の追加治療，Bio 製剤を導入した症例の効果減弱における rescue 治療としても有用と思われる。CD 治療における GMA 集中治療の位置付けを図 6 に示す。

◇ おわりに ◇

GMA 集中治療の多施設共同試験の結果と当院での自験例を踏まえて GMA 療法の Optimization について概説した。今日，GMA は CD においても活動期中等症 CD の非薬物療法として定着してきており，高処理法など治療法の工夫により GMA による寛解導入率は向上している。今後は Bio 製剤とコラボレーションすることで GMA の特長を活かした治療戦略が拡がり，CD 患者の寛解導入率と QOL の向上が期待できる。本邦で開発，臨床応用された GMA の CD 治療における最適化に向けて多施設共同の前向き研究によるさらなるエビデンスの集積が必要であることを最後に強調したい。

◆ 文　献 ◆

1) Matsui T, Nishimura T, Matake H et al : Granulocytapheresis for Crohn's disease : a report on seven refractory patients. Am J Gastroenterol **98** : 511-512（2003）
2) Fukuda Y, Matsui T, Suzuki Y et al : Adsorptive granulocyte and monocyte apheresis for refractory Crohn's disease : an open multicenter prospective study. J Gastroenterol **39** : 1158-1164（2004）
3) Sands BE, Sandborn WJ, Wolf DC et al : Pilot feasibility studies of leukocytapheresis with the Adacolumn Apheresis System in patients with active ulcerative colitis or Crohn disease. J Clin Gastroenterol **40** : 482-489（2006）
4) Ljung T, Thomsen OØ, Vatn M et al : Granulocyte, monocyte/macrophage apheresis for inflammatory bowel disease : the first 100 patients treated in Scandinavia. Scand J Gastroenterol **42** : 221-227（2007）
5) Bresci G, Romano A, Mazzoni A et al : Feasibility and safety of granulocytapheresis in Crohn's disease : a prospective cohort study. Gastroenterol Clin Biol **34** : 682-686（2010）
6) Ohara M, Saniabadi AR, Kokuma S et al : Granulocytapheresis in the treatment of patients with rheumatoid arthritis. Artif Organs **21** : 989-994（1997）
7) 柏木伸仁：IBD に対するアフェレシスの作用機序：最近の知見―GCAP：GMA（Granulocyte and Monocyte Adsorptive Apheresis）―．日本アフェレシス学会雑誌 **30**：39-47（2011）
8) 下山　孝，澤田康史，田中隆夫ほか：潰瘍性大腸炎の活動期における顆粒球吸着療法―多施設共同無作為割付比較試験―．日本アフェレシス学会雑誌 **18**：117-131（1999）
9) Sakuraba A, Sato T, Naganuma M et al : A pilot open-labeled prospective randomized study between weekly and intensive treatment of granulocyte and monocyte adsorption apheresis for active ulcerative colitis. J Gastroenterol **43** : 51-56（2008）
10) Sakuraba A, Motoya S, Watanabe K et al : An open-label prospective randomized multicenter study shows very rapid remission of ulcerative colitis by intensive granulocyte and monocyte adsorptive apheresis as compared with routine weekly treatment. Am J Gastroenterol **104** : 2990-2995（2009）
11) Yoshimura N, Yokoyama Y, Matsuoka K et al : An open-label prospective randomized multicenter study of intensive versus weekly granulocyte and monocyte apheresis in active crohn's disease. BMC Gastroenterol **15** : 163（2015）
12) 吉村直樹，中井　歩，高添正和：活動期潰瘍性大腸炎に対する高処理法 GMA の有効性の検討．日本アフェレシス学会雑誌 **35**：132-137（2016）
13) González Carro P, Pérez Roldán F, Roncero García Escribano O et al : Case report : combination therapy with granulocyte apheresis and infliximab for refractory Crohn's disease. J Clin Apher **21** : 249-251（2006）
14) Fukunaga K, Yokoyama Y, Kamikozuru K et al : Selective depletion of peripheral granulocyte/monocyte enhances the efficacy of scheduled maintenance infliximab in Crohn's disease. J Clin Apher **25** : 226-228（2010）

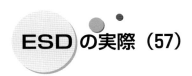

ESD の実際 (57)

食道胃接合部早期癌に対する ESD の実際

佐野村洋次[*1]・田中信治[*2]・岡 志郎[**1]・茶山一彰[**2]

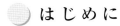

食道胃接合部癌は，本邦では食道胃接合部の上下2cm以内に癌腫の中心があるものと定義されており，解剖学的にスペースが狭いことや壁が薄いことなどから，ESDの難易度が比較的高い。食道胃接合部癌に対するESDでは，NBI拡大観察にて正確な癌の範囲診断を行った後，部位や大きさにより，適切なデバイスを選択のうえ，糸付きクリップの使用を含めたESDのstrategyを立てることが重要である。

Key Words：食道胃接合部癌／Barrett食道癌／ESD

はじめに

食道胃接合部は，内視鏡上，食道下部柵状血管の下端と定義され，柵状血管が判定できない場合は，胃縦走ひだの口側終末部とされる[1]。また，食道胃接合部癌は，西分類に従い，病理組織型にかかわらず，食道胃接合部の上下2cm以内に癌腫の中心があるものと定義されている。一方，欧米では，食道胃接合部から食道側1cm，胃側2cmに癌の中心をおく腺癌を噴門（部）癌（Type II）とするSiewertらの分類が用いられている。

本邦の多施設共同研究では，食道胃接合部腺癌のうち，深層粘膜筋板浸潤癌（DMM）以深癌でリンパ節転移を認めたが，粘膜下層（SM）500μmまでの浸潤で，かつ腫瘍径<30mm，脈管侵襲陰性，DMM以深の低分化腺癌成分を持たないものは転移が認められなかったことから，食道胃接合部腺癌におけるSM1は500μmまでとするのが妥当と報告されている[2〜4]。しかしながら，Barrett食道癌を含めた食道胃接合部癌における治癒切除基準は未だcontroversialであり，今後さらなる検討が必要である。

このような状況下で，切除標本の詳細な病理学的評価のためには，粘膜下層のマージンが十分確保された内視鏡的粘膜下層剥離術（ESD）による一括切除が必要であるが，食道胃接合部は解剖学的にスペースが狭いことや壁が薄いことなどからESDの難易度が比較的高い。本稿では，食道胃接合部癌に対するESD手技について概説する。

---

*広島大学病院内視鏡診療科 1）診療講師，2）教授
**広島大学病院消化器・代謝内科 1）診療准教授，2）教授

ESDの実際

　筆者らは，食道 ESD の際には Dual ナイフ，胃 ESD の際には IT ナイフ 2 を main device として使用しているが，線維化が強い場合など状況に応じて Hook ナイフや SB ナイフなどを適宜使用している[5〜7]。高周波電源装置は，VIO300D を主に使用しており，切開を End Cut I, Effect 2, Duration 3, Interval 3, 剥離を Swift Coag, Effect 4, 50 W で設定している。線維化の強い場合や出血の多い場合などでは，適宜 Dry cut を使用し，出力設定も変更している。

　食道胃接合部癌に対する ESD では，口側は食道側から見下ろしでのアプローチとなることが多く，Dual ナイフを main device として使用する（図 1 A〜D）。スコープは GIF-Q260J などの送水機能付き内視鏡を使用し，先端アタッチメントを装着する。Barrrett 食道癌などの腺癌では，まず NBI（狭帯域光観察）拡大観察にて，食道扁平上皮下進展の有無を含めた範囲診断を正確に行った後，needle-in の状態でマーキングを行う。局注液は，インジゴカルミンを添加したグリセリン液を使用し，粘膜下層の膨隆状況に応じて，ヒアルロン酸ナトリウムを 1：1 で追加する。周辺切開は Dual ナイフにて口側から見下ろしで行い，可能な限り肛門側まで切開を行う。見下ろし操作で肛門側まで全周切開ができない場合，胃内での反転操作にて行うが，全周切開時に粘膜下層の深切りと剥離を同時に行っておくと，その後の粘膜下層剥離が容易となり，時間短縮に繋がる。粘膜下層剥離は胃と同様，筋層直上で行うが，食道胃接合部は管腔が狭く屈曲も強いことから，常に筋層の走行を意識し，穿孔に注意しながら剥離を進めることが重要である（図 1 E）。また，呼吸性変動が大きい場合や粘膜下層の視野確保が困難な場合は，胃側の粘膜下層剥離を十分進めた後，口側へ糸付きクリップをかけることで良好な視野確保が可能となるため，筆者らは積極的に使用している（図 1 F）。

　一方，口側の切開ラインが胃内での反転操作にて確認可能な場合や，胃側への病変の広がりが大きい場合は，胃 ESD と同様，IT ナイフ 2 を使用し，反転操作で全周切開および粘膜下層剥離を行う。IT ナイフ 2 は横方向の切開が優れている反面，素早い操作を行うと出血を来すことがしばしば経験されるため，剥離時の出血が多い場合は，スコープ操作をゆっくりと行い，確実に血管を凝固しつつ剥離を進めることがポイントである。また，筋層直上の粘膜下層を剥離することで分枝する前の穿通枝を露出させ，凝固止血処置を行うことも出血予防のコツである[8]。胃内での反転操作で剥離する場合，糸付きクリップは病変肛門側にかけた方が視野確保に繋がることが多いが，糸付きクリップをかける前に，見下ろし操作で可能な限り口側の粘膜下層剥離を進めておいた方がその後の剥離が容易となる場合が多い。

　上記のような strategy で一括切除が可能であるが（図 1 G〜J），食道胃接合部での切除範囲が 3/4 周以上となった場合，筆者らは狭窄予防にトリアムシノロン 50〜100 mg を潰瘍底に局注し，状況に応じてプレドニゾロン内服も行っている。全周切開時に側方マージンを確保しすぎると術後狭窄のリスクが高まるため，過不足のない ESD には，正確な術前診断が最も重要であることは言うまでもない。

おわりに

　食道胃接合部早期癌に対する ESD の実際

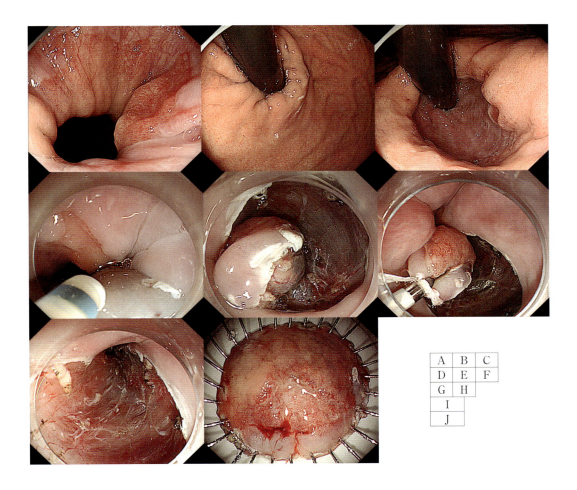

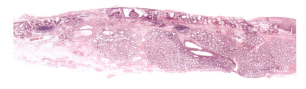

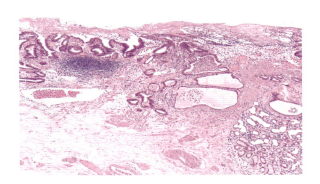

図1　食道胃接合部癌に対する ESD
A：食道胃接合部に径10 mm 大の0-Ⅱa+Ⅱc 病変を認める。
B：通常の反転操作では病変を認識し難い。
C：反転操作で食道胃接合部に近接すると病変認識可能となる。
D：Dual ナイフにて食道側より切開を行う。
E：全周切開後，筋層直上で剝離を行う。壁が薄いので穿孔に注意する。
F：糸付きクリップにてトラクションをかける。
G：切除後潰瘍底。
H：摘除標本。
I：弱拡大像。粘膜下層が十分剝離されていることが確認される。腺癌部分の粘膜下層に固有食道腺を認めることから，Barrett 食道癌と診断される。
J：中拡大像。最終病理診断は，Well differentiated tubular adenocarcinoma, pT1b-SM1, ly0, v0, HM0, VM0であった。

について概説した．胃 ESD は一般に広く普及しているが，食道胃接合部癌に対する ESD は手技的難易度が比較的高く，穿孔や術後狭窄などへの注意が必要である．本稿が安全確実に完全一括摘除できる ESD 手技として，診療の一助になれば幸いである．

文　献

1) 日本食道学会編：臨床・病理 食道癌取扱い規約 第11版．金原出版，東京 (2015) p.56-57
2) 高橋宏明，石原　立，小平純一ほか：食道胃接合部腺癌のリンパ節転移頻度と特徴—多施設共同研究の結果から．胃と腸 **52**：319-328 (2017)
3) 竹内　学，石原　立，小山恒男ほか：Barrett 食道癌のリンパ節転移頻度と特徴—多施設共同研究の結果から．胃と腸 **52**：329-338 (2017)
4) Ishihara R, Oyama T, Abe S *et al*：Risk of metastasis in adenocarcinoma of the esophagus：a multicenter retrospective study in a Japanese population. J Gastroenterol **52**：800-808 (2017)
5) Oka S, Tanaka S, Kaneko I *et al*：Advantage of endoscopic submucosal dissection compared with EMR for early gastric cancer. Gastrointest Endosc **64**：877-883 (2006)
6) Sanomura Y, Oka S, Tanaka S *et al*：Clinical validity of endoscopic submucosal dissection for submucosal invasive gastric cancer：a single-center study. Gastric Cancer **15**：97-105 (2012)
7) 岡　志郎，田中信治，佐野村洋次ほか：State of the art 各種 胃 ESD 用ナイフの特徴と使い分け．胃がん perspective **4**：24-32 (2011)
8) 佐野村洋次，岡　志郎，田中信治ほか：ESD—手技の工夫 抗血栓薬継続下での ESD のポイント．臨牀消化器内科 **29**：1756-1759 (2014)

次号予告（Vol. 21 No. 2） （2018年5月10日発行）

◆ Grand Rounds

絞扼性腸閉塞　　　　　　　　　　　　　　　　　　　日本医科大学消化器外科准教授　山田　岳史

◆ 特集：C型肝炎治療アップデート―抗ウイルス薬を使いこなす

C型肝炎治療の進め方　　　　　　　　　　　　　　　武蔵野赤十字病院院長　泉　並木

ゲノタイプ1型のC型肝炎治療

　レジパスビル／ソホスブビル配合錠を選択する時
　　　　　　　国立国際医療研究センター研究所ゲノム医科学プロジェクト長　溝上　雅史

　エルバスビル＋グラゾプレビルを選択する時　　　　虎の門病院肝臓内科医長　芥田　憲夫

　グレカプレビル／ピブレンタスビル配合剤を選択する時
　　　　JA北海道厚生連札幌厚生病院消化器内科（肝臓内科）副院長兼臨床試験センター長　髭　修平

　ダクラタスビル／アスナプレビル／ベクラブビル配合錠を選択する時
　　　　　　　　　　　　　　　　　　　　　　　大垣市民病院消化器内科部長　豊田　秀徳

ゲノタイプ2型のC型肝炎治療―グレカプレビル／ピブレンタスビル配合剤，
　ソホスブビル＋リバビリンの選択　　　　　　　帝京大学医学部内科学講座教授　田中　篤

ゲノタイプ1型・2型の混合感染，ゲノタイプ3～6型のC型肝炎に対する治療
　　　　　　　　　　　　　名古屋大学大学院医学系研究科消化器内科学病院講師　林　和彦

C型肝硬変の治療　　　　　　　　　　　兵庫医科大学内科学肝・胆・膵科　主任教授　西口　修平

治療困難な患者に対するC型肝炎治療―腎機能低下例を含めて
　　　　　　　　　　　　　　　　　　　　　　九州大学病院総合診療科准教授　古庄　憲浩

◆ 連　載

■ESDの実際（58）

　NBI（狭帯域光観察）併用拡大観察を用いた早期胃癌ESD
　　　　　　　　　　　　　　　　　　　　　千葉県がんセンター内視鏡科医長　北川　善康

※本誌は本年より年4回（2・5・8・11月）発行に移行します。

※ 消化器の臨床　特集バックナンバー ※

Vol. 20 No. 1（2017年 2月発行）　B型・C型肝炎の最新治療戦略―どの治療を選択すべきか
Vol. 20 No. 2（2017年 4月発行）　大腸癌化学療法の最新知見
Vol. 20 No. 3（2017年 6月発行）　膵疾患の診断と治療
Vol. 20 No. 4（2017年 8月発行）　潰瘍性大腸炎の治療選択
Vol. 20 No. 5（2017年10月発行）　消化器の臨床20年の歩み―消化器疾患治療はどう変わったか
Vol. 20 No. 6（2017年12月発行）　Barrett食道／食道腺癌の診療

投稿規定

☆本誌は下記により投稿を受け付けます。
《投稿対象は，消化器疾患に関連する**原著，総説，症例報告**です》
○**原著**は，400字詰原稿用紙15枚以内に和文サマリー250字とキーワードを3〜5語お付け下さい。
○**症例報告**は，400字詰原稿用紙10枚以内に和文サマリー100字とキーワードを3〜5語お付け下さい。〔尚，ワープロ・パソコン原稿の場合はこれに準じます〕
- 投稿された原稿の採否は，本誌編集委員会の審査にて決定いたします。
- 投稿料，別刷は有料です。●投稿された原稿は返却いたしません。
- 投稿原稿の掲載号，掲載順序は編集部にご一任下さい。

《原稿送付先》（投稿の際は，封筒に朱書きで「投稿」と明示して下さい）
〒101-0051　東京都千代田区神田神保町2-40-7　友輪ビル
株式会社　ヴァンメディカル　「消化器の臨床」編集部宛

執筆要項

1) 原稿は平がな，当用漢字，現代かなづかいとし，横書にして下さい。
2) 論文中の略語を用いる場合は，初出のときに正式の語を用い，その際（以下……と略す）と断わって下さい。
3) 外国語の固有名詞（人名，地名）は原語のまま記して下さい。外国語で一般に日本語化しているものを日本語で表すときは片カナを用いて下さい。また薬剤名は，一般名を片カナ表記し，商品名を用いる場合は一般名の後に（　）内に片カナで入れて下さい。
4) 図，表，写真（モノクロ）はそのまま製版できる明瞭，鮮明なものを別に添付し，本文中に挿入されるべき位置を明示して下さい。
5) 引用文献は，論文と直接関係のあるもの20件以内にとどめ，本文中の引用順に原稿末尾に一括し，本文中は文献記載番号を片括弧に入れて肩付きとし，引用箇所に記入して下さい。
6) 文献の記載方式は，下記のとおりとします。
〈雑誌の場合〉　引用番号）著者名：論文題名，雑誌名，巻数：最初と最後の頁数，西暦発行年
〈単行本の場合〉引用番号）著者名：論文題名，書名，発行所名，発行地，西暦発行年，最初と最後の頁数
7) 著者校正は1回とします。

消化器の臨床　Vol. 21 No. 1　2018
Clinics in Gastroenterology
2018年2月10日発行（年4回　2・5・8・11月発行）

定価：本体2,500円＋税〔送料実費〕

編集主幹	桑山　肇（ニューヨーク州立大学医学部客員教授）
発行人	伊藤秀夫
発行所	株式会社　ヴァン　メディカル

〒101-0051　東京都千代田区神田神保町2-40-7　友輪ビル
TEL 03-5276-6521　FAX 03-5276-6525　振替口座　00190-2-170643
ホームページ　http://www.vanmedical.co.jp/

Ⓒ2018 by Van Medical Co., Ltd. Printed in Japan　印刷・製本　三報社印刷株式会社
- 本誌に掲載する著作物の複製権・翻訳権・上映権・譲渡権・公衆送信権（送信可能権を含む）は株式会社　ヴァンメディカルが保有します。
JCOPY ＜(社)出版者著作権管理機構　委託出版物＞
- 本誌の無断複製は著作権法上での例外を除き禁じられています。複製される場合は，そのつど事前に(社)出版者著作権管理機構（電話 03-3513-6969，FAX 03-3513-6979，e-mail：info@jcopy.or.jp）の許諾を得てください。